# El destino del dragón:

## un ensayo ilustrado sobre «la nueva normalidad»

escrito e ilustrado por
Jordana Chana Mayim

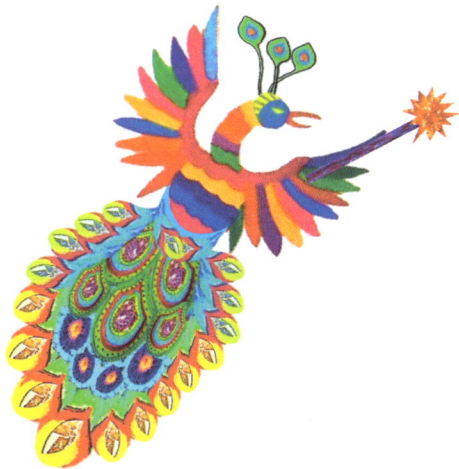

traducido por
Mario Monterrubio Gañán
y Jordana Chana Mayim

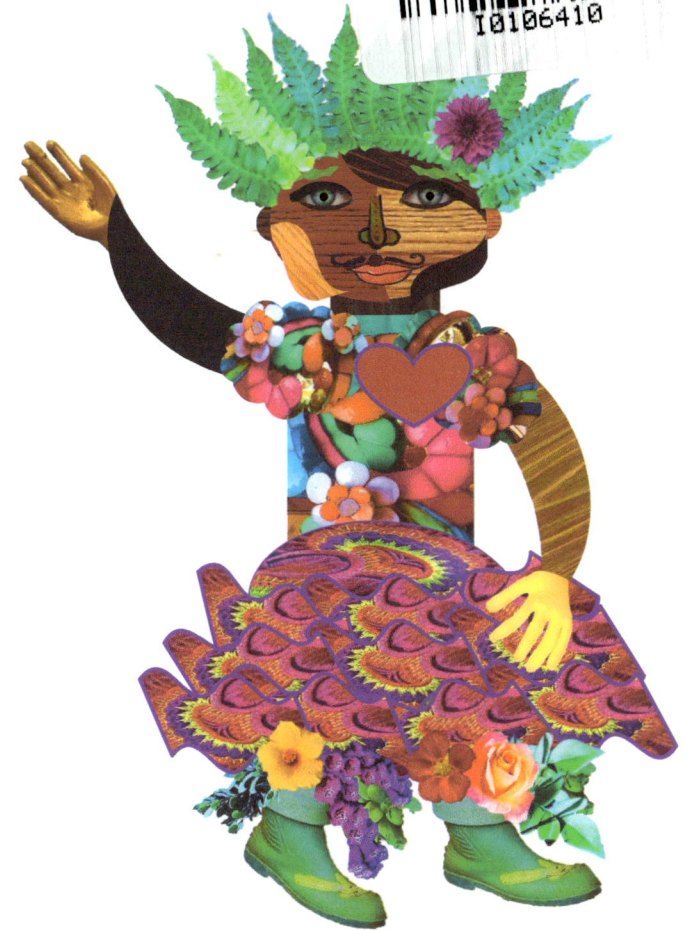

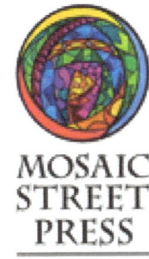

MOSAIC
STREET
PRESS

Para ponerse en contacto con la editorial, envíe un correo electrónico a hello@mosaicstreetpress.com
Para ponerse en contacto con la autora, envíe un correo electrónico a jordanamayim@yahoo.com

Diseñador del libro: David Adrian Rivero
Editor: Mario Monterrubio Gañán
Traductores: Mario Monterrubio Gañán y Jordana Chana Mayim
Diseñadora del logo de Mosaic Street Press: ÂGrizon

Gracias a los que me sostuvieron cuando quería marcharme.
Gracias a los que apoyan mi trabajo.
Gracias a la niña que era, que luchaba por mi derecho de ser quien soy. Ganaste.

Primera Edición

Publisher's Cataloging-in-Publication Data

Names: Mayim, Jordana Chana, author, illustrator, translator. | Monterrubio Gañán, Mario, translator.
Title: El destino del dragón : un ensayo ilustrado sobre la nueva normalidad / escrito e ilustrado por Jordana Chana Mayim ; traducido por Mario Monterrubio Gañán y Jordana Chana Mayim.
Other titles: The fate of the dragon. Spanish.
Description: Narberth, PA : Mosaic Street Press, 2022. | Summary: The Fate of the Dragon is an illustrated essay on the topic of normality. | Audience: Grades 7 & up. | In Spanish.
Identifiers: LCCN 2021918366 (print) | ISBN 978-1-948267-17-5 (paperback) | ISBN 978-1-948267-18-2 (hardcover) | ISBN 978-1-948267-19-9 (ebook)
Subjects: LCSH: Young adult fiction. | Illustrated works. | CYAC: Suicidal behavior--Fiction. | Mental health--Fiction. | Individual differences--Fiction. | Conduct of life--Fiction. | Spanish language materials. | BISAC: YOUNG ADULT FICTION / Health & Daily Living / General. | YOUNG ADULT FICTION / Social Themes / General.
Classification: LCC PZ73 .M39 2022 (print) | LCC PZ73 (ebook) | DDC [Fic]--dc23.

PARA LOS QUE ESTÁN EN LOS MÁRGENES
Y EN EL PRECIPICIO DEL ABISMO:

TE QUIEREN.
TE NECESITAN.
NO ESTÁS SOLO.

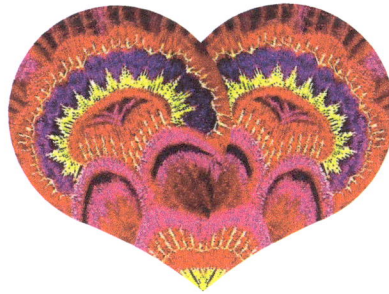

PARA MAYMARIPOSA:

ERES UNA MAGA.
Y TU MAGIA AYUDÓ A TRANSFORMAR MI VIDA.
GRACIAS Y NAMASTÉ.

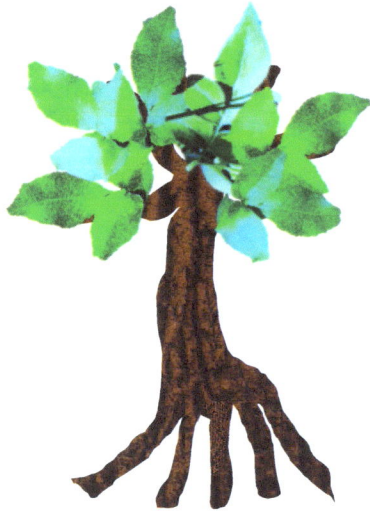

Nuestro destino está en
las manos del otro.

UBUNTU:

soy porque somos.

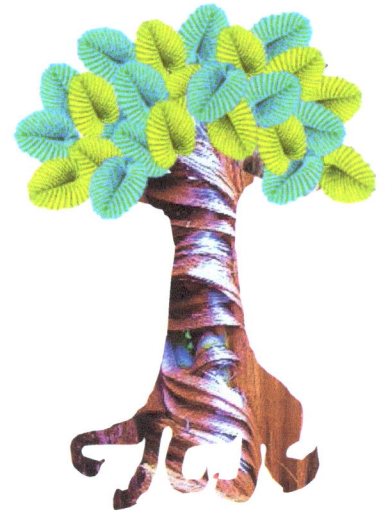

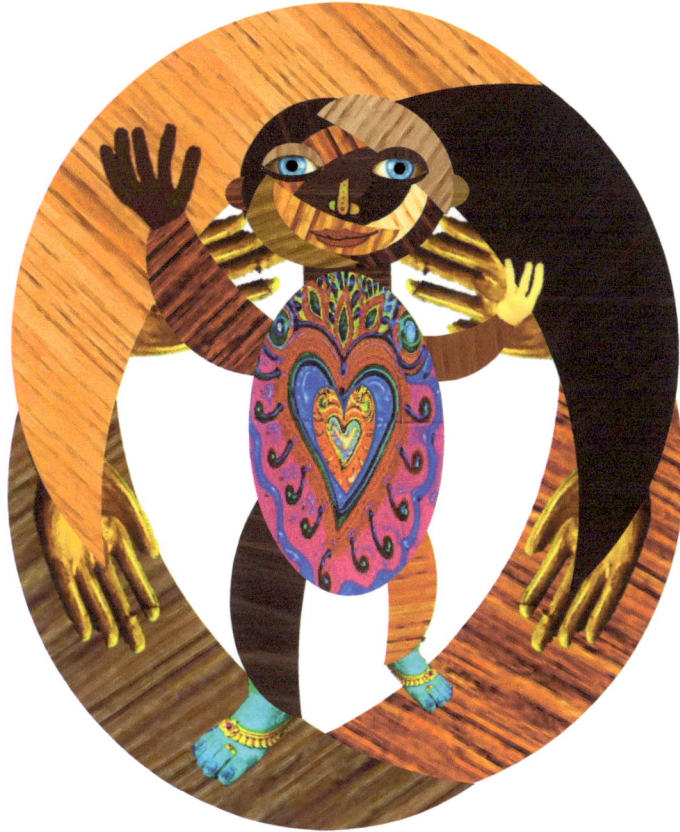

Gaslight:
manipular a alguien
psicológicamente
para que la persona dude sobre
la legitimidad
de sus propios
pensamientos,
sentimientos,
recuerdos
y
experiencias.

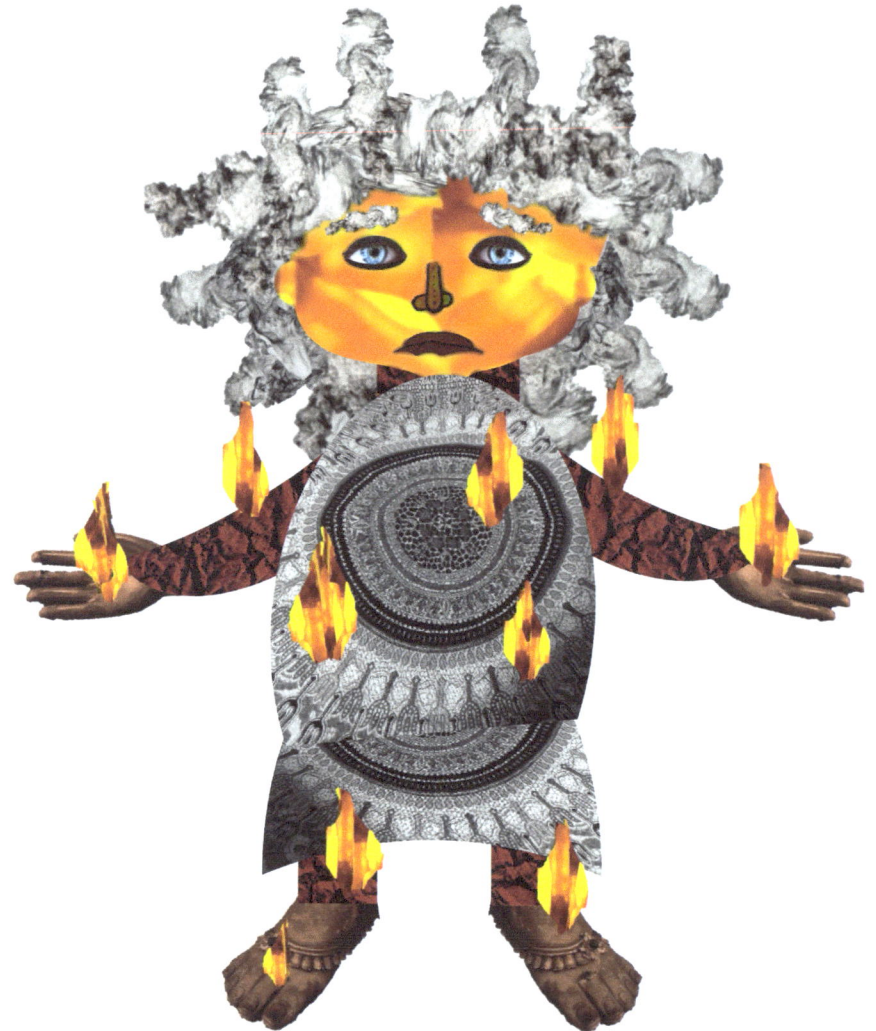

# El destino del dragón

## La nueva normalidad.

Las palabras que tanto me enfurecen.
Y, si sigo siendo lo que he sido,
una prisionera de mentiras,
haré con mi rabia lo que
todos los dragones que sufrieron *gaslight*
hacen con su fuego:

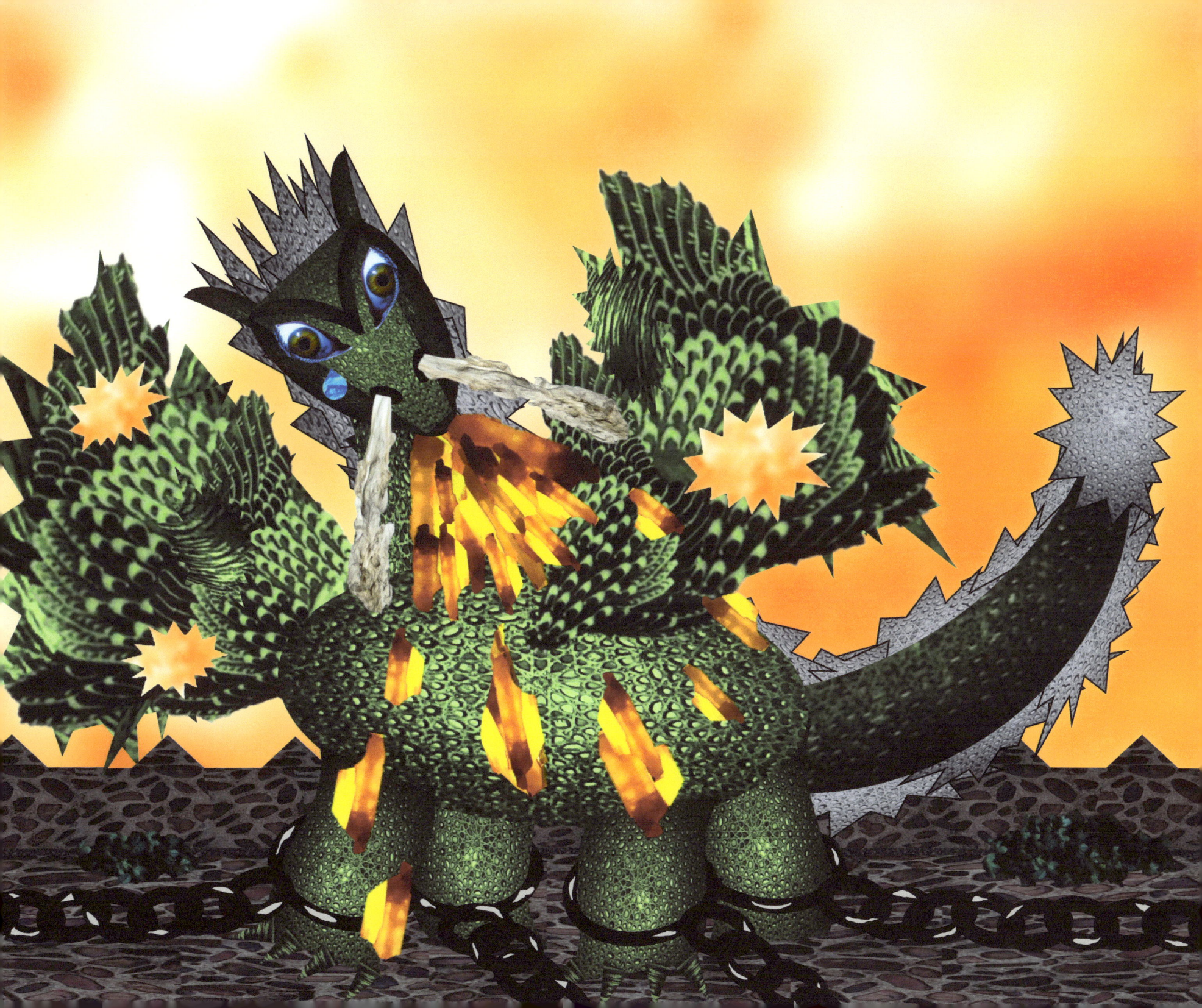

me quemaré viva.

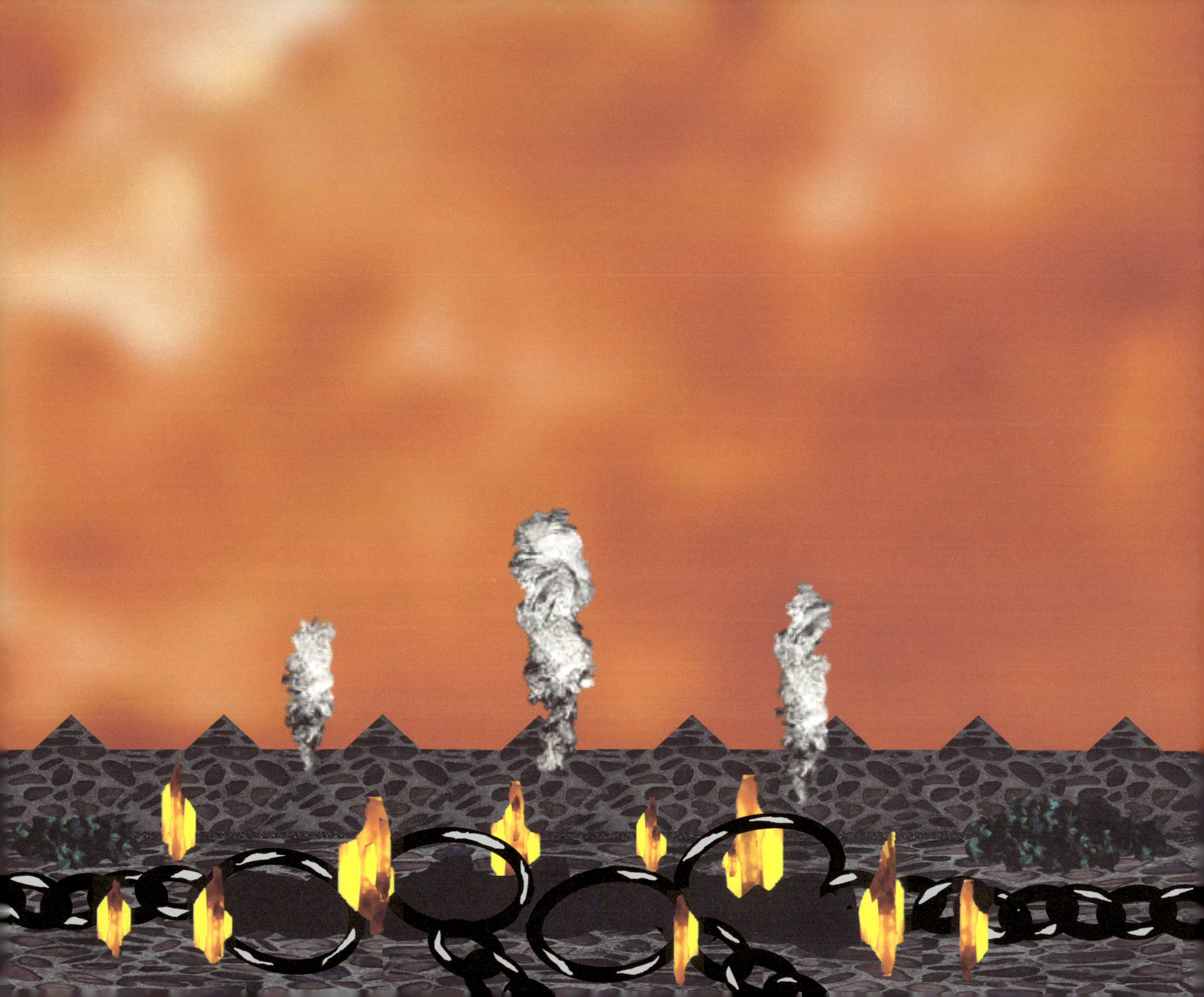

Al lado de mis cenizas descubiertas en el patio del castillo,
cadenas arañadas darán testimonio de que
luché con valentía contra enemigos despiadados.

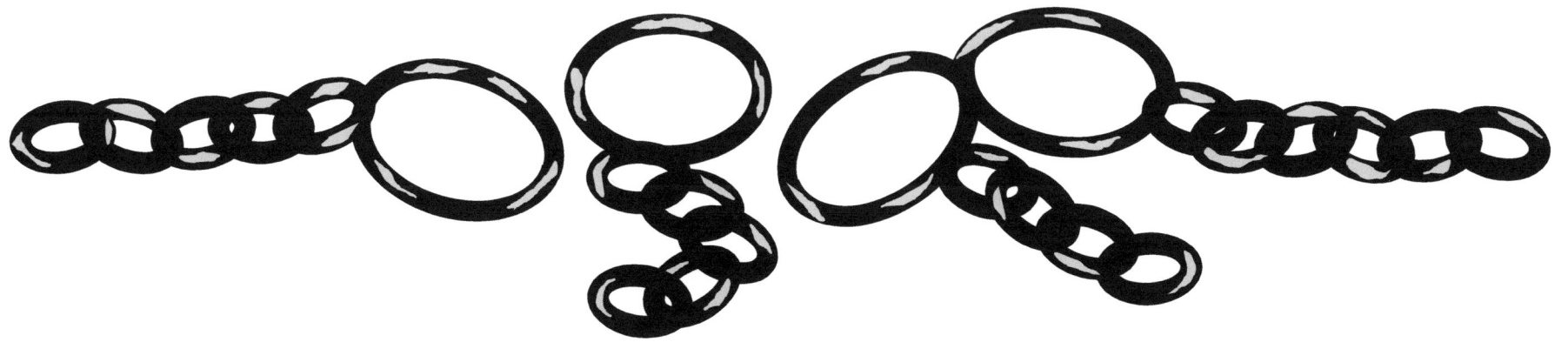

Disculpas ahogadas en lágrimas
y sueños rotos
precederán y seguirán
mi prematura salida de este mundo.

Lo siento.

💧

Ojalá
me lo hubieras dicho.

💧

Ojalá
lo hubiera sabido.

💧

Ojalá supieras...

💧

Ahora nunca vas a...

💧

Ojalá...

💧

Ahora nunca vamos a...

💧

Te echo de menos.

💧

Te odio.

💧

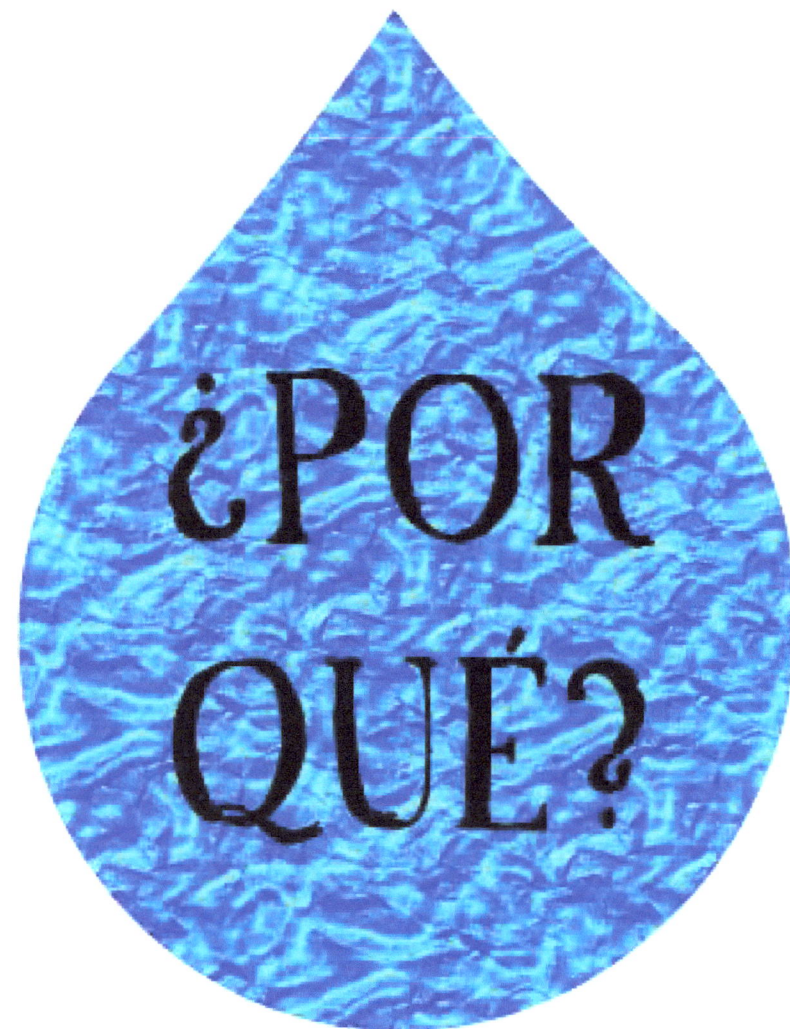

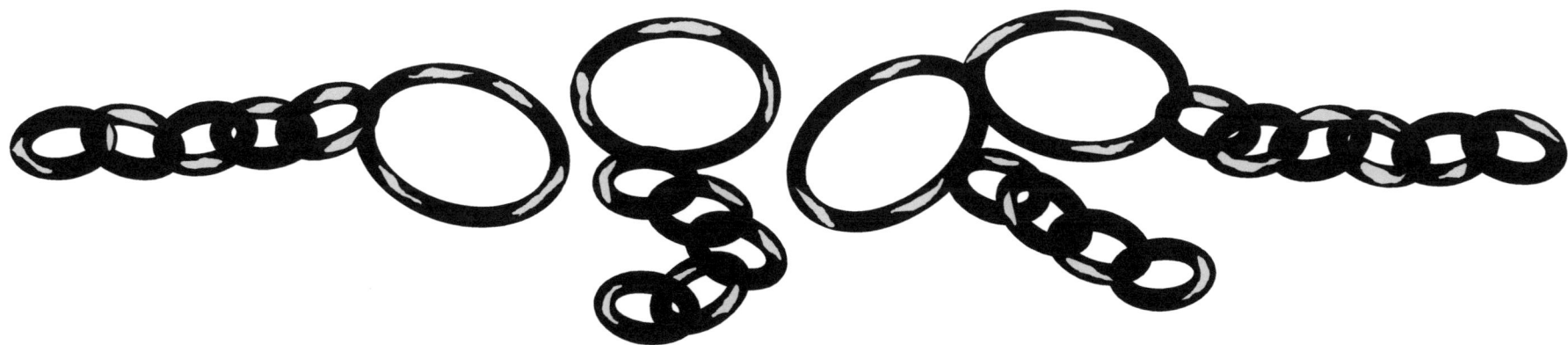

«Perdonadme,

pero...

No, princesa,
no te rescataré de tu torre,
ni seré las alas que necesitas hasta que repares las tuyas,
ni tu ascenso hasta el trono
ni testigo en tu coronación
mientras te declaras a ti misma
*Comandante de mis Propios Pasos.*

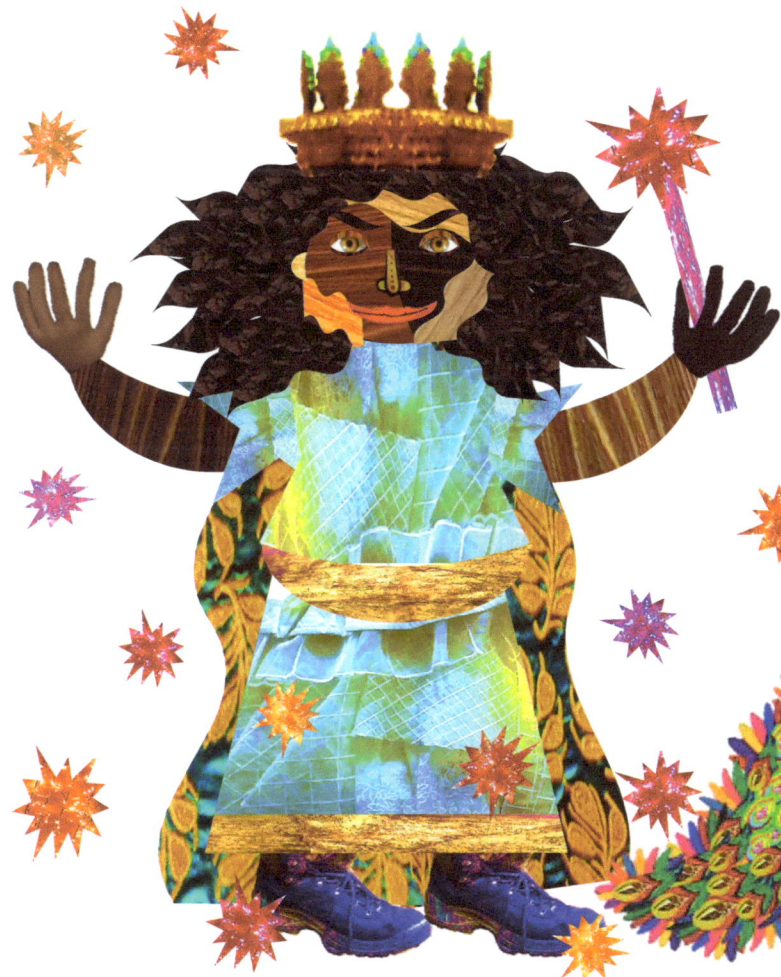

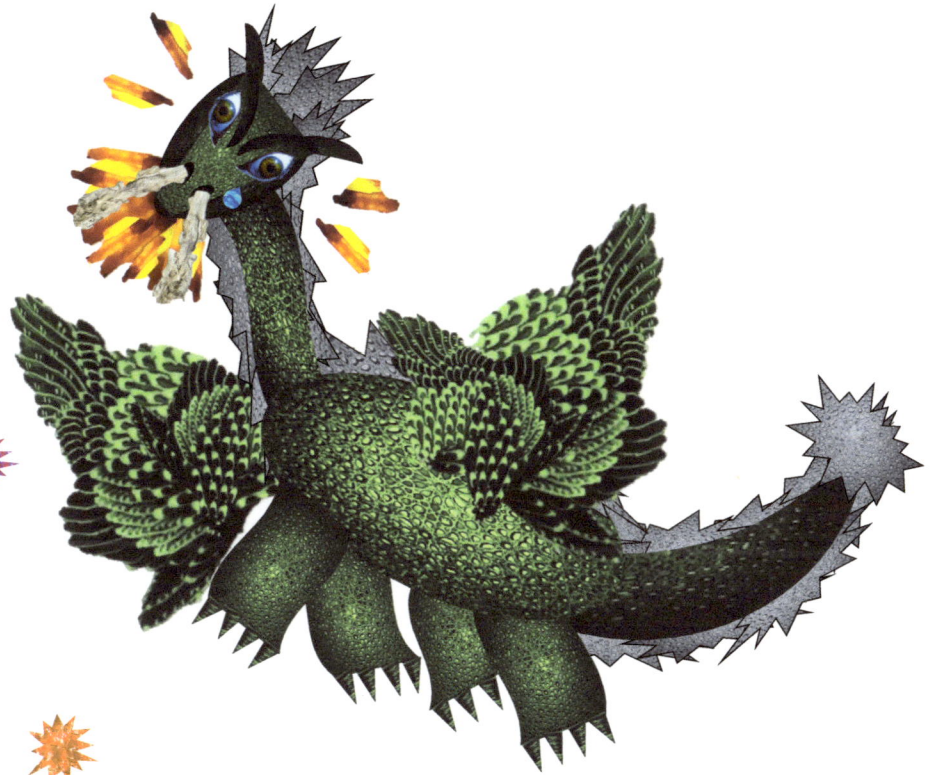

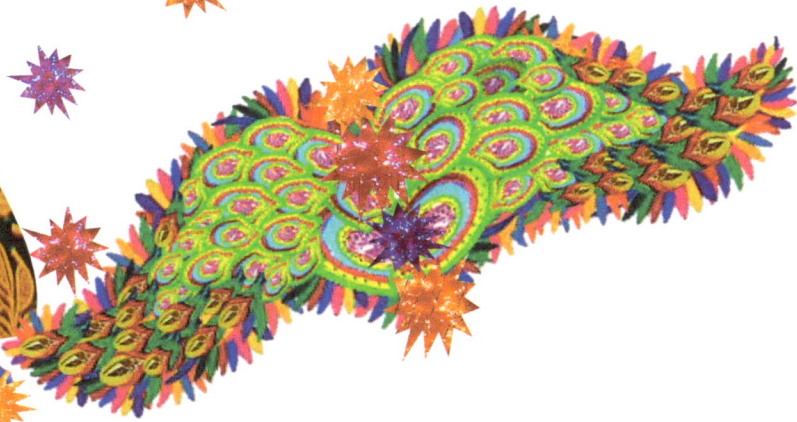

No, súbditos,
no seré vuestra camarada en una lucha por la libertad,
ni chamuscaré los edictos de un desalmado rey
ni a su corte de ladrones,
y tampoco escoltaré a la justicia para que atraviese nuestras murallas
clamando a la compasión para dictar leyes nuevas.

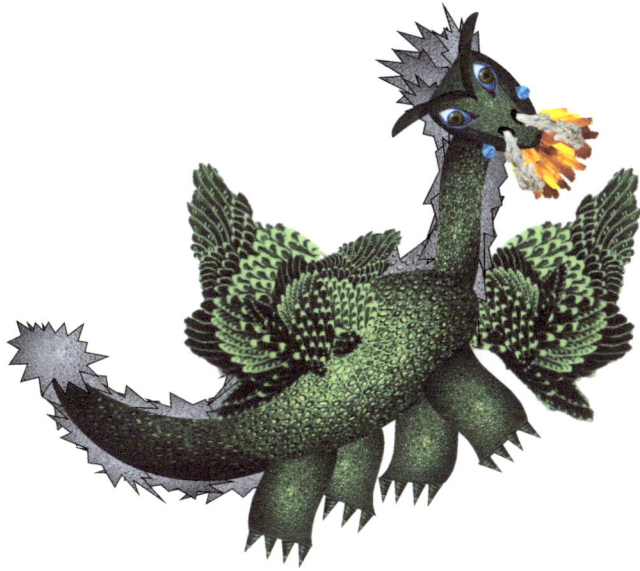

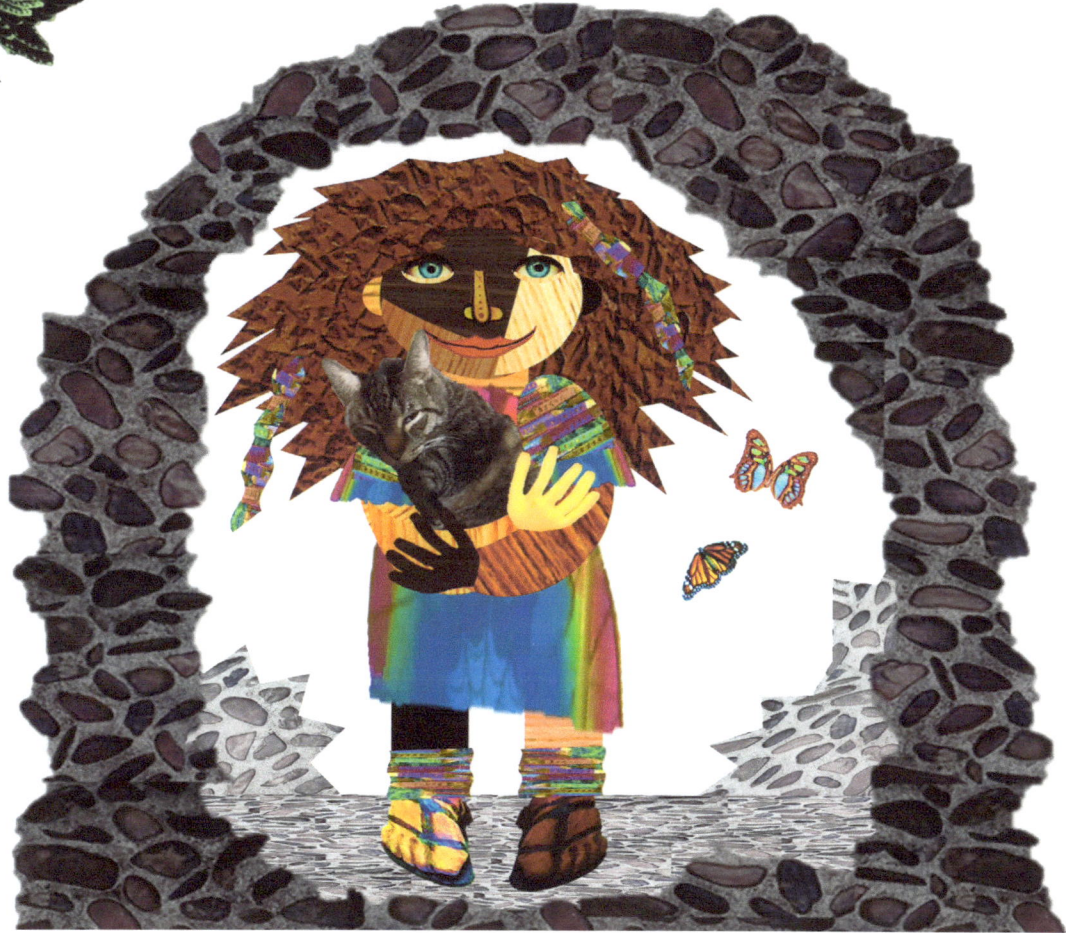

No, niños,
no os diré cuál es vuestro poder
ni el poder de la comunidad.
No os arroparé en mi regazo
ni echaré más leña a vuestros espíritus
para avivar vuestras llamas si se atenúan.
No coseré alegría a vuestras canciones
ni belleza a vuestros nombres
para que todos se conviertan en sinónimos,
para que pueda estar segura de que
*nunca* os olvidéis de quiénes sois.

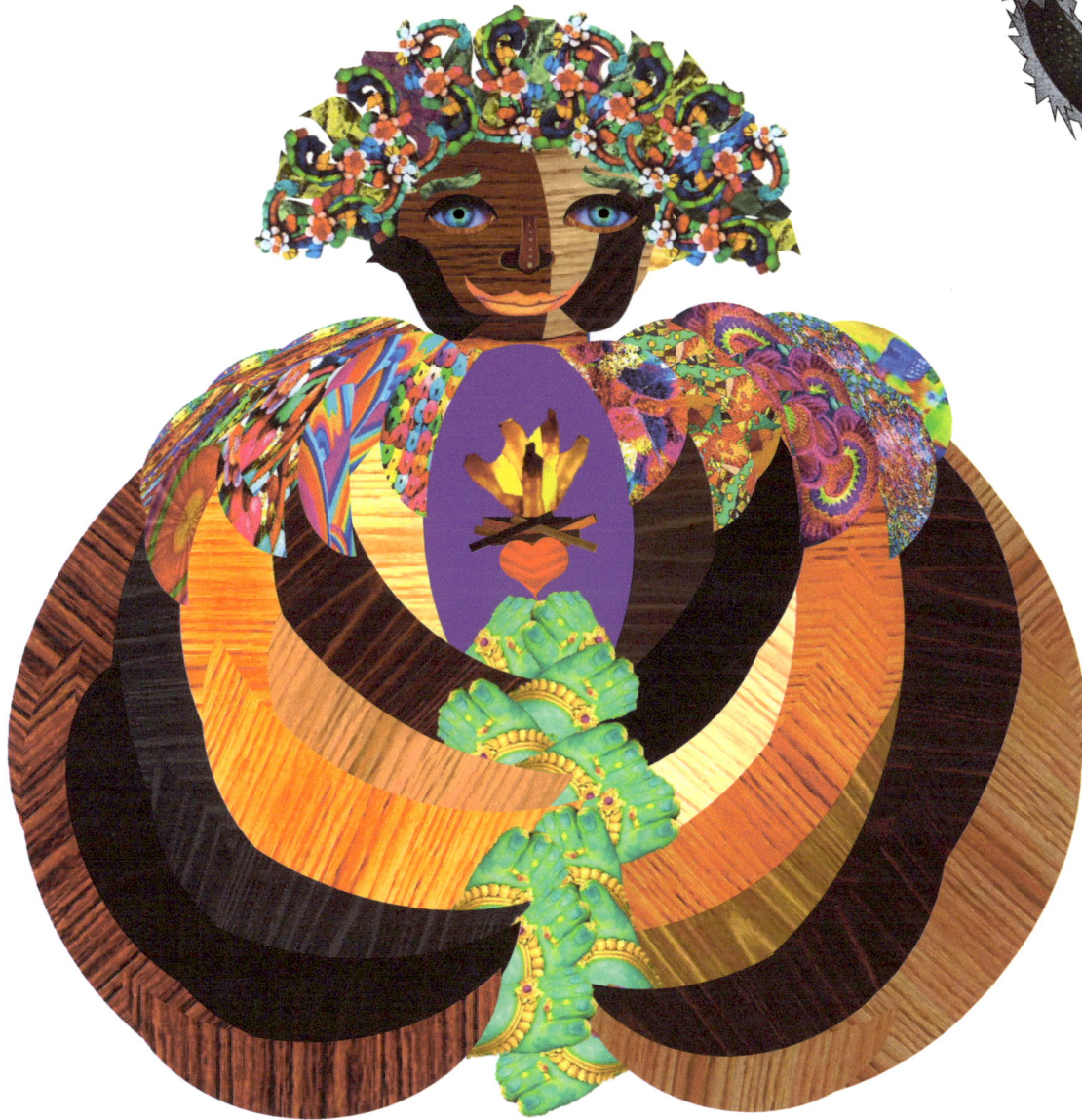

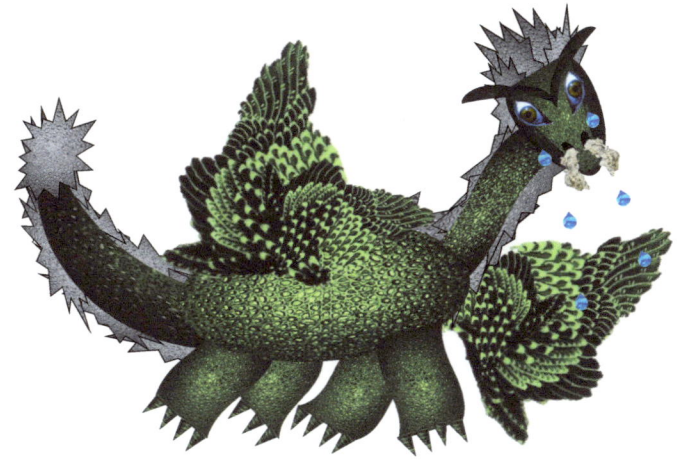

No, mi querido compañero de vuelo,
no estaré aquí para dar la bienvenida al futuro
cuando nuestros caminos se crucen,
cuando el fuego se encuentre con el fuego,
y el trueno proclame las noticias alto y claro
para que el relámpago más lejano
y la estrella más remota puedan oír:
"¡Regocijaos, hermanas y hermanos de luz!
¡Acaba de nacer más resplandor!".

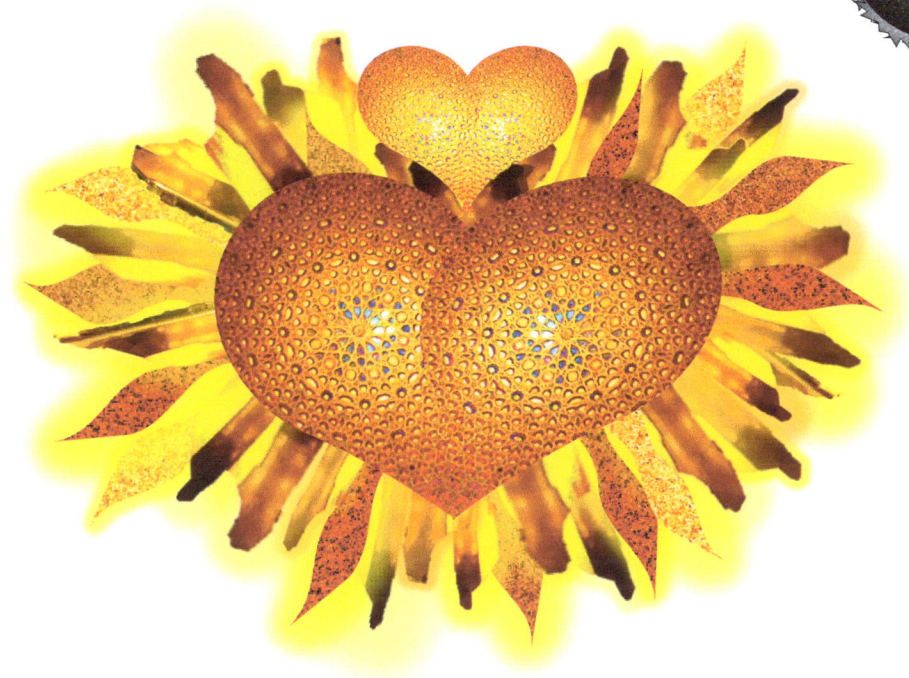

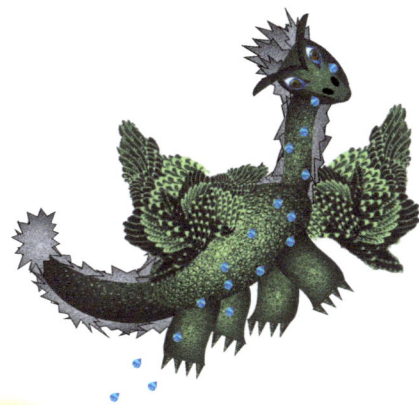

*No.*

No seré luz, ni risas, ni unión,
ni cómplice en los actos más tiernos de amor,
porque
hoy
es
el día
de
mi
muerte».

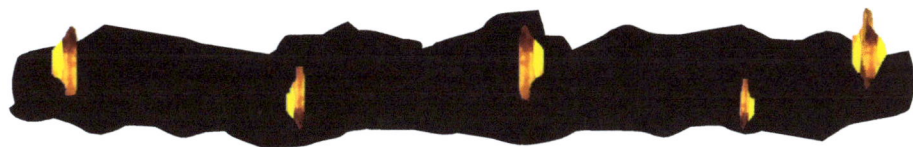

*La nueva normalidad.*

Esas palabras dejan a *la vieja normalidad*
desternillándose mientras
afila cuchillos, carga pistolas,
estira sus sucias manos y mezquinas armas
día tras día
mientras advierte con una morisqueta:
«Ya me echaréis de menos».

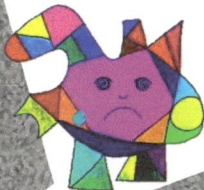

*La nueva normalidad.*

El concepto no me hace llevar la cuenta de los días
tarareando una canción en mi corazón
porque pronto todo será como solía ser,
menos, claro está,
una capa más de máscaras

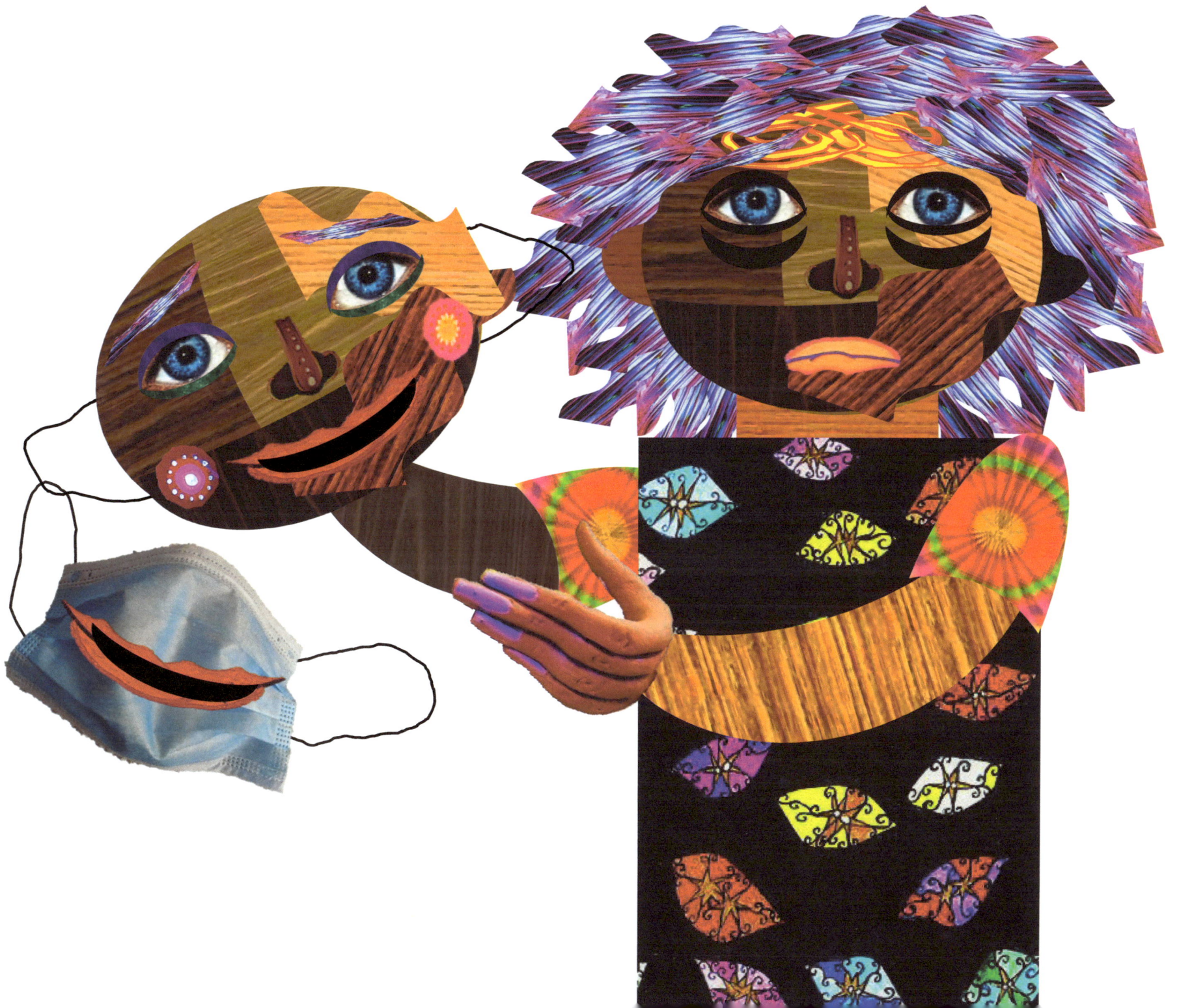

y la distancia que promete
con los dedos cruzados detrás de su espalda:
«Salvaré vidas».

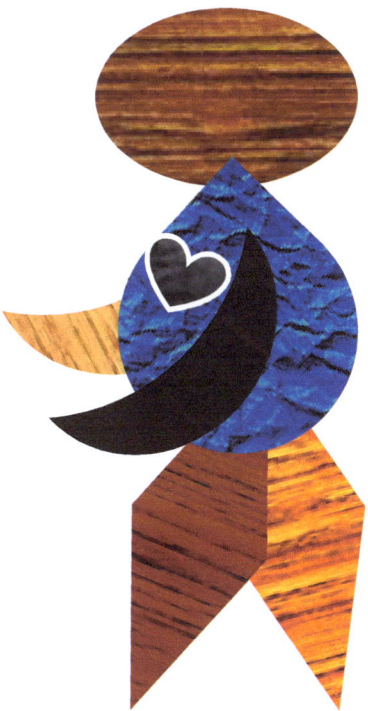

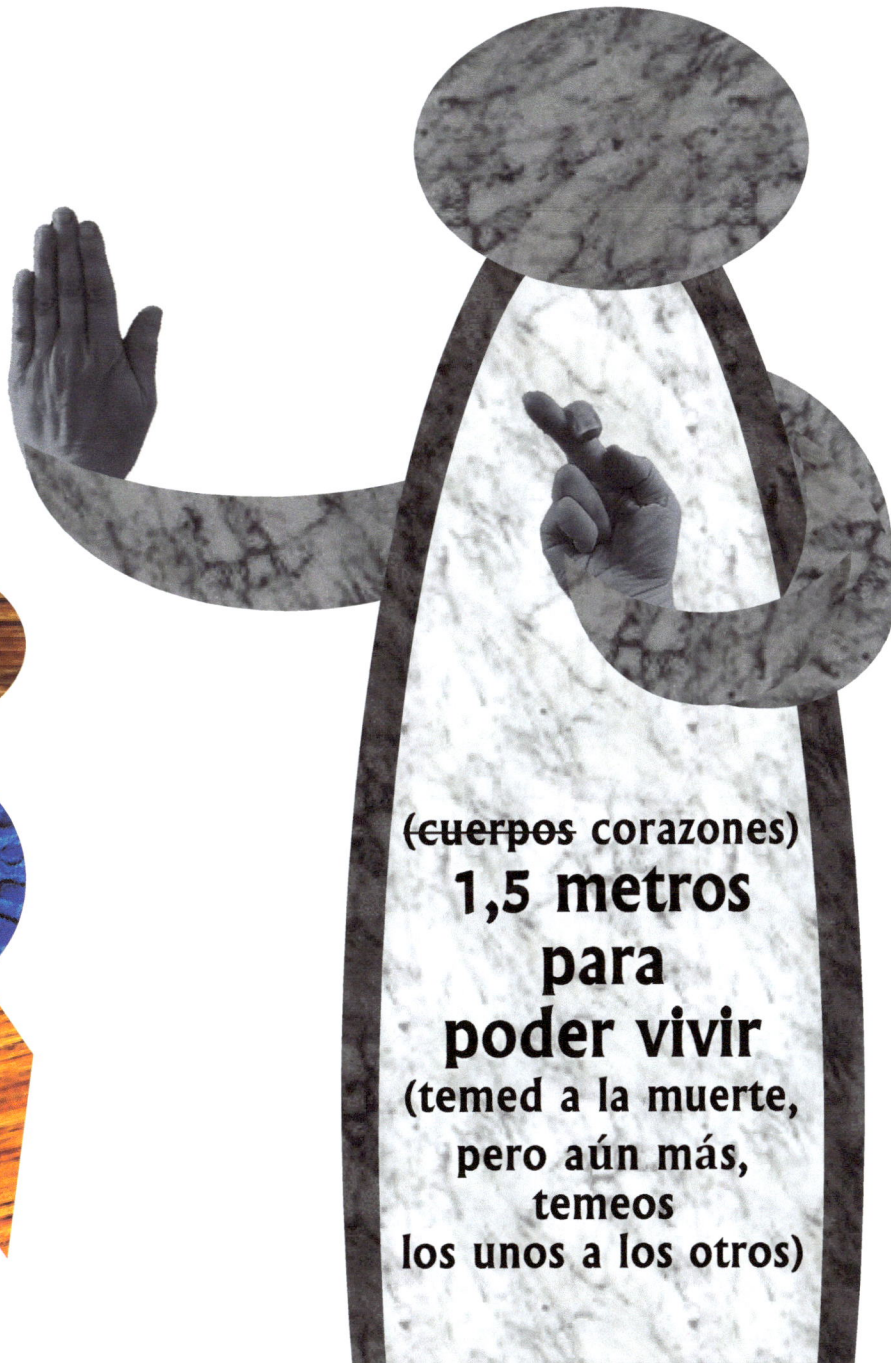

(~~cuerpos~~ corazones)
**1,5 metros**
**para**
**poder vivir**
(temed a la muerte,
pero aún más,
temeos
los unos a los otros)

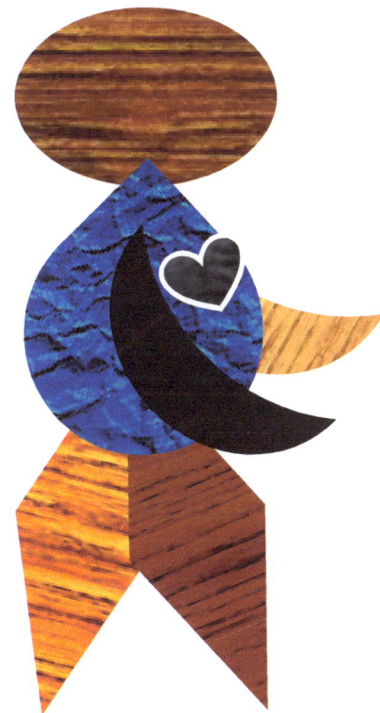

En cambio,
la *nueva normalidad* me ordena sentarme a sus pies
mientras se quita su disfraz y me lee un viejo decreto
con una capa de tinta fresca:
«*La diferencia* sufrirá consecuencias.
¡Los marginados permanecerán *al margen*!».

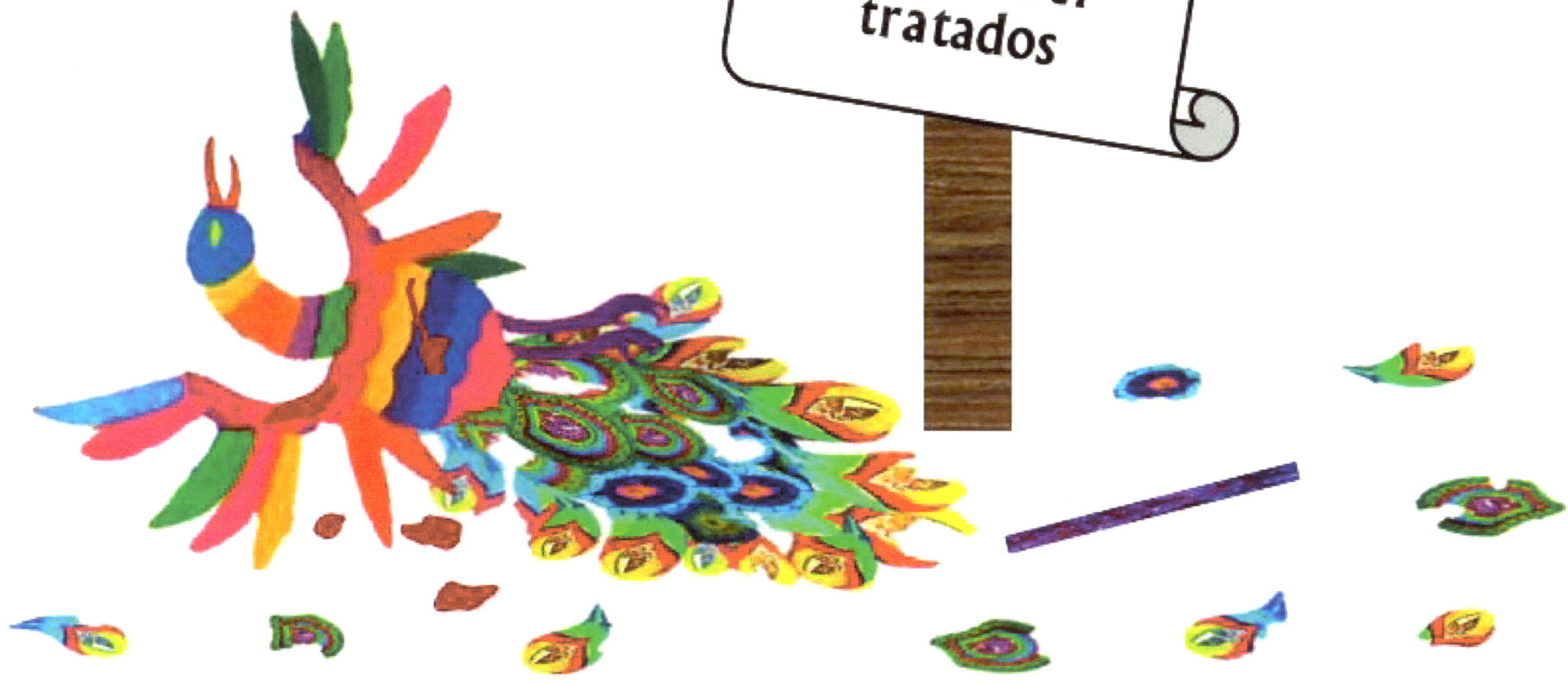

Tratad a los demás como **NUNCA** queráis ser tratados

La nueva normalidad me transporta
al silencio de donde vengo;
a los días en los que creía que mi voz
era algo que necesitaba permiso para ser usado;
a la certidumbre de que nada de lo que pudiera decir
era digno de ser escuchado;
a canciones retorciéndose por no ser cantadas
y a dones que murieron sin ser compartidos.

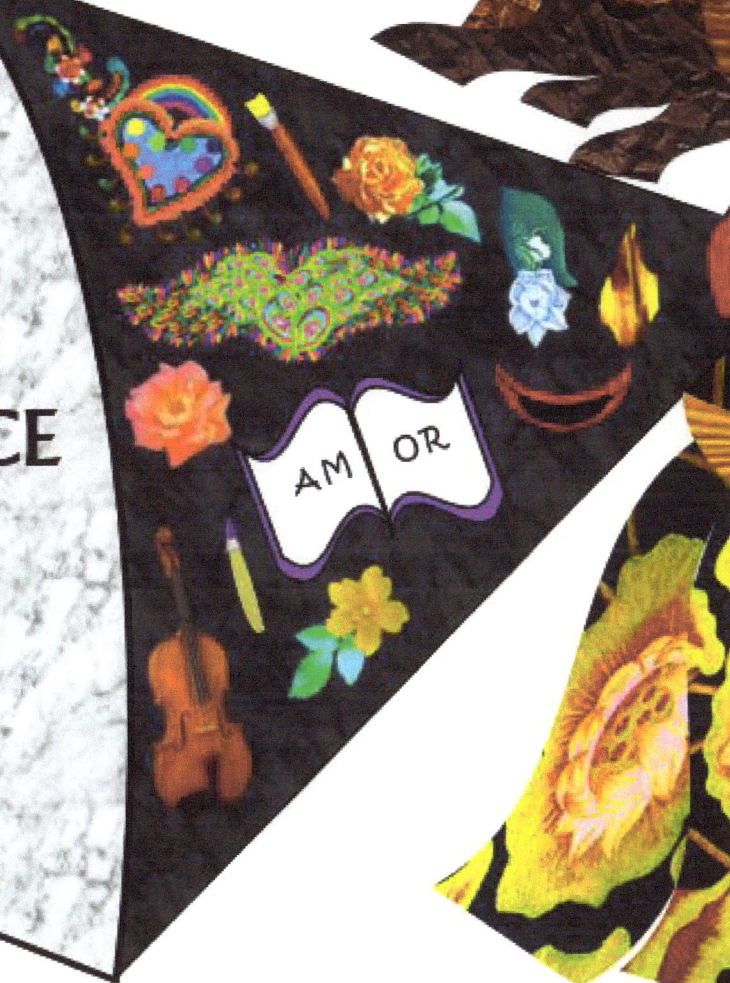

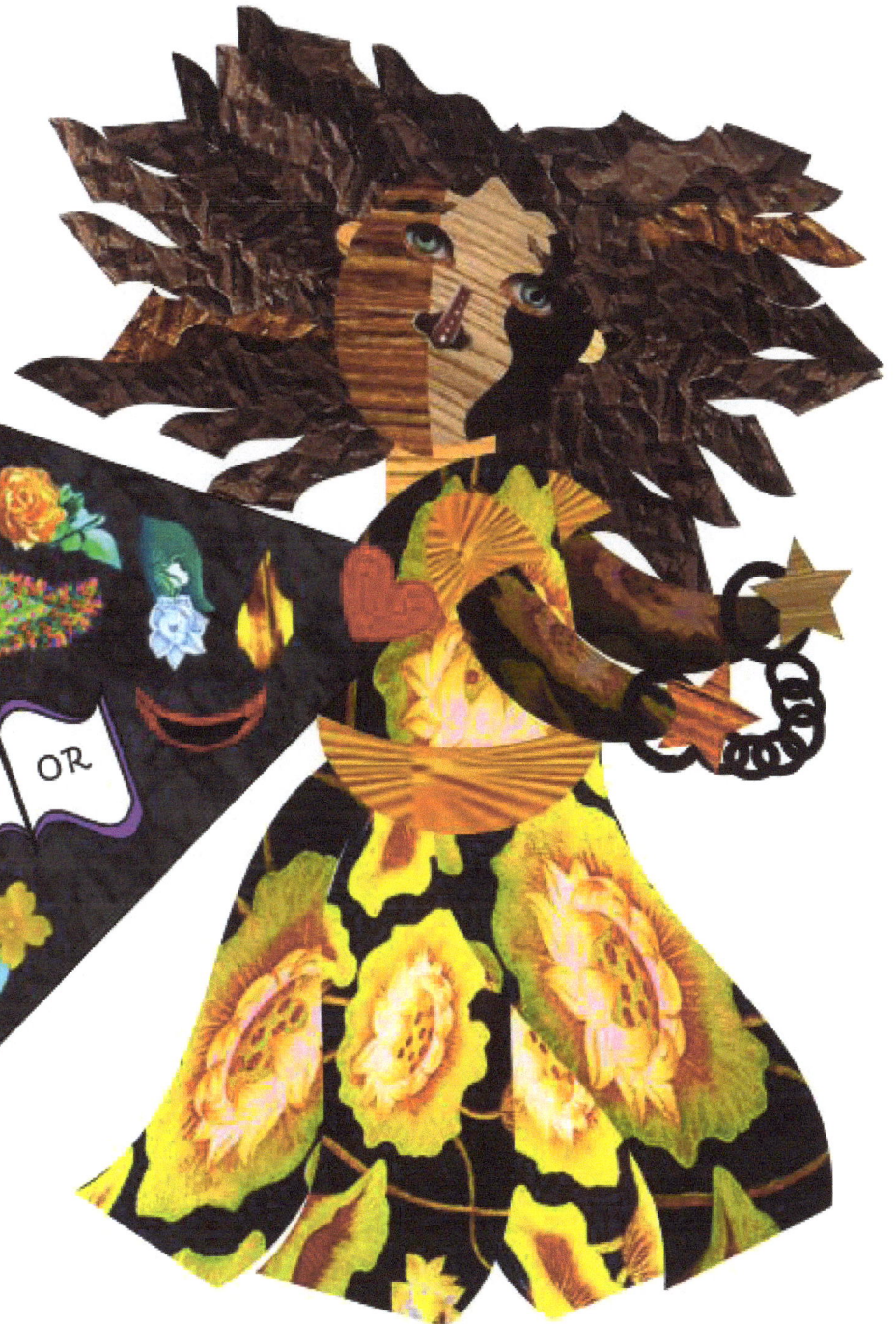

La nueva normalidad me hace temer que
se seguirá llamando a las cosas de forma equivocada:
lo ilógico e injustificable
despojados de sus prefijos para siempre;

# Justificable

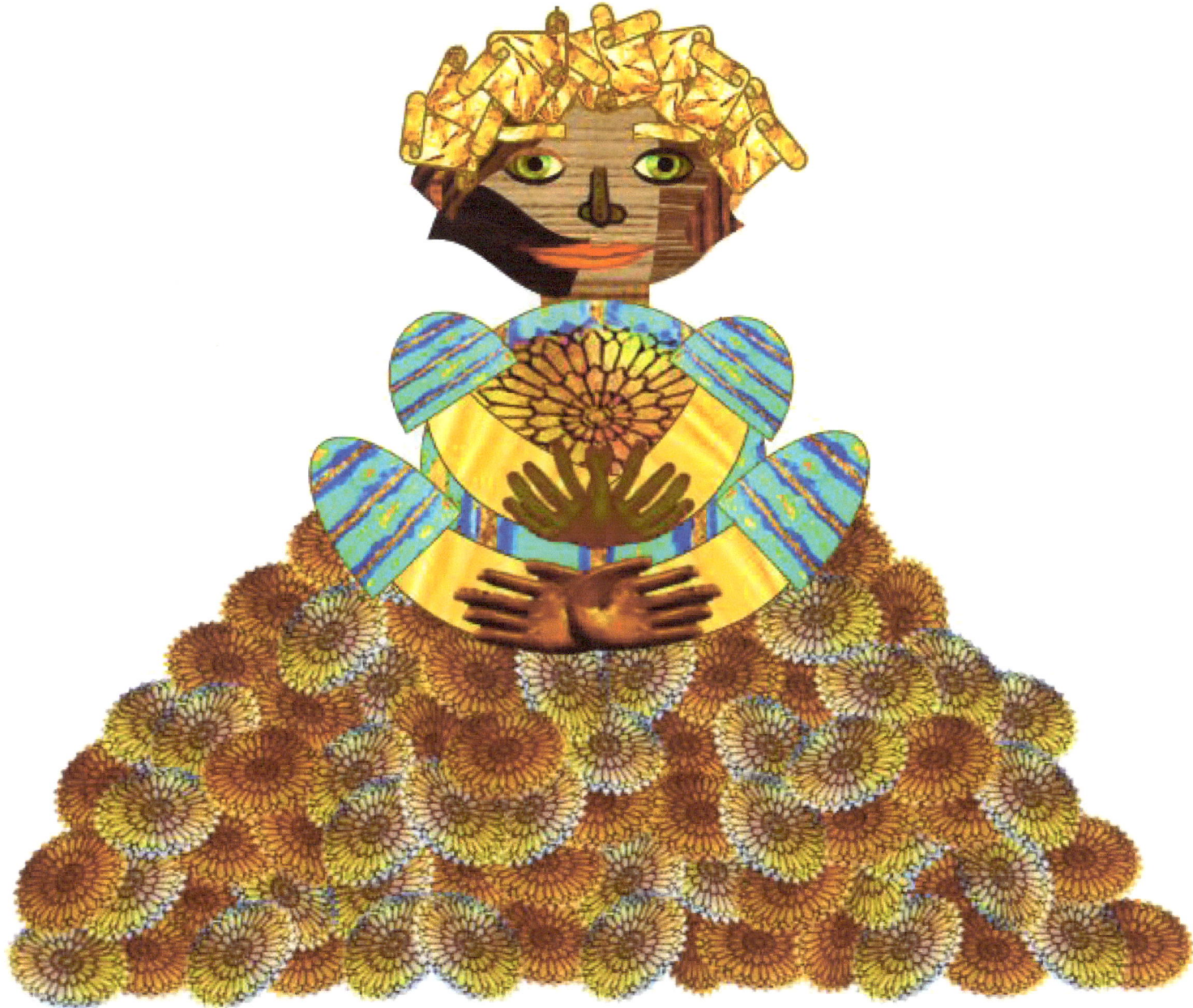

*in*

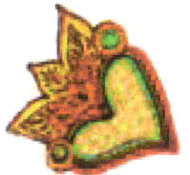

espíritus agonizantes amputados de la cordura
que las palabras correctas devuelven.

casi
quemada viva
en un incendio
*te vas a curar*

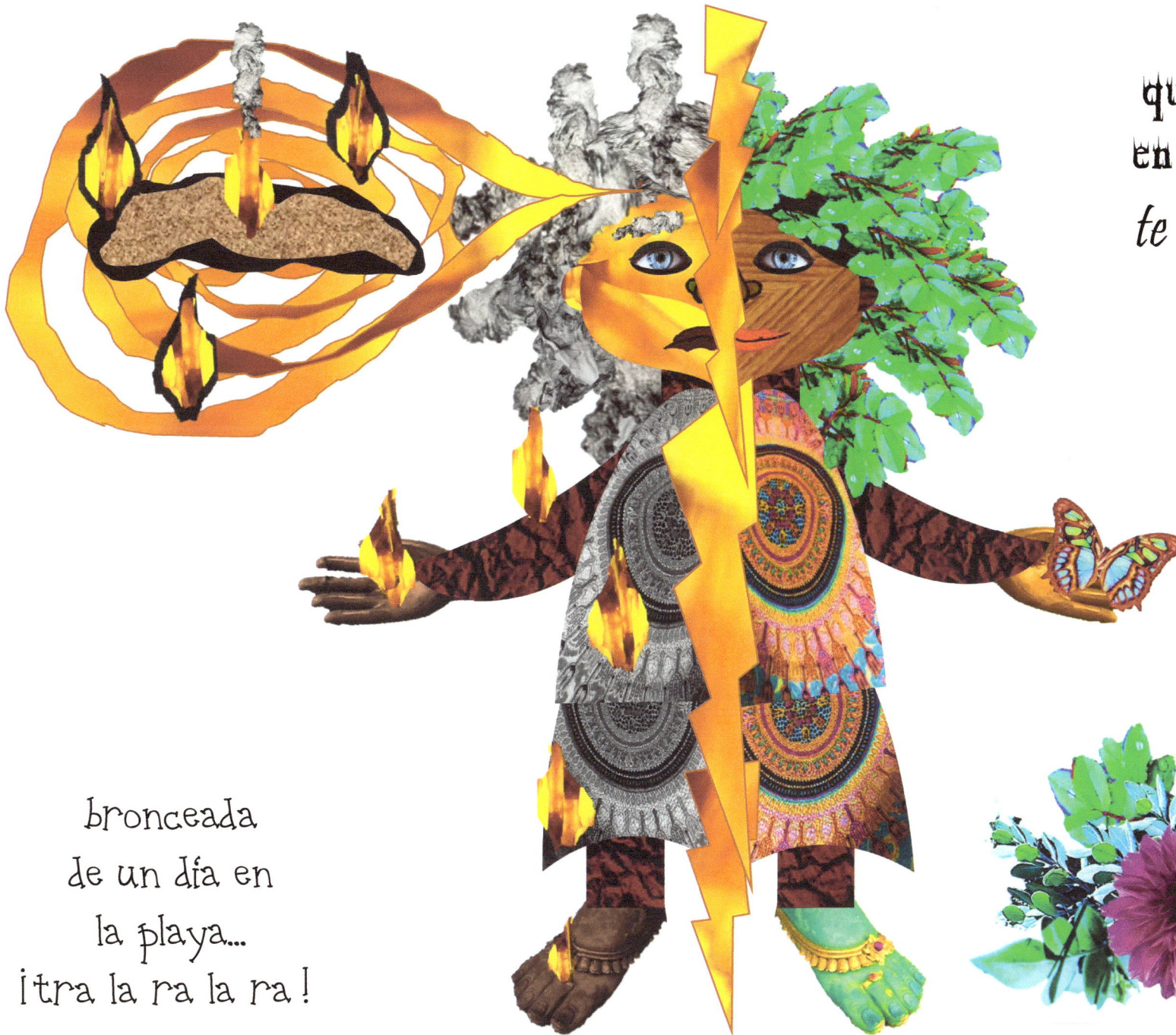

bronceada
de un día en
la playa...
¡tra la ra la ra!

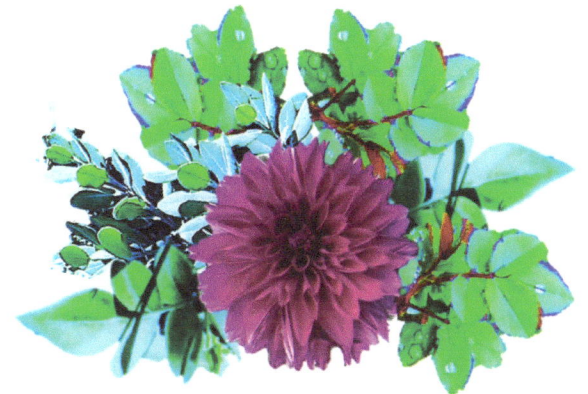

Así que...

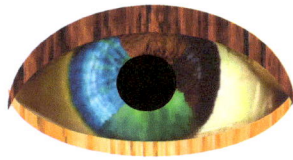

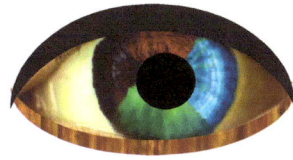

Los crímenes de guerra aún estarán prohibidos,
a pesar de que la guerra aún estará permitida.

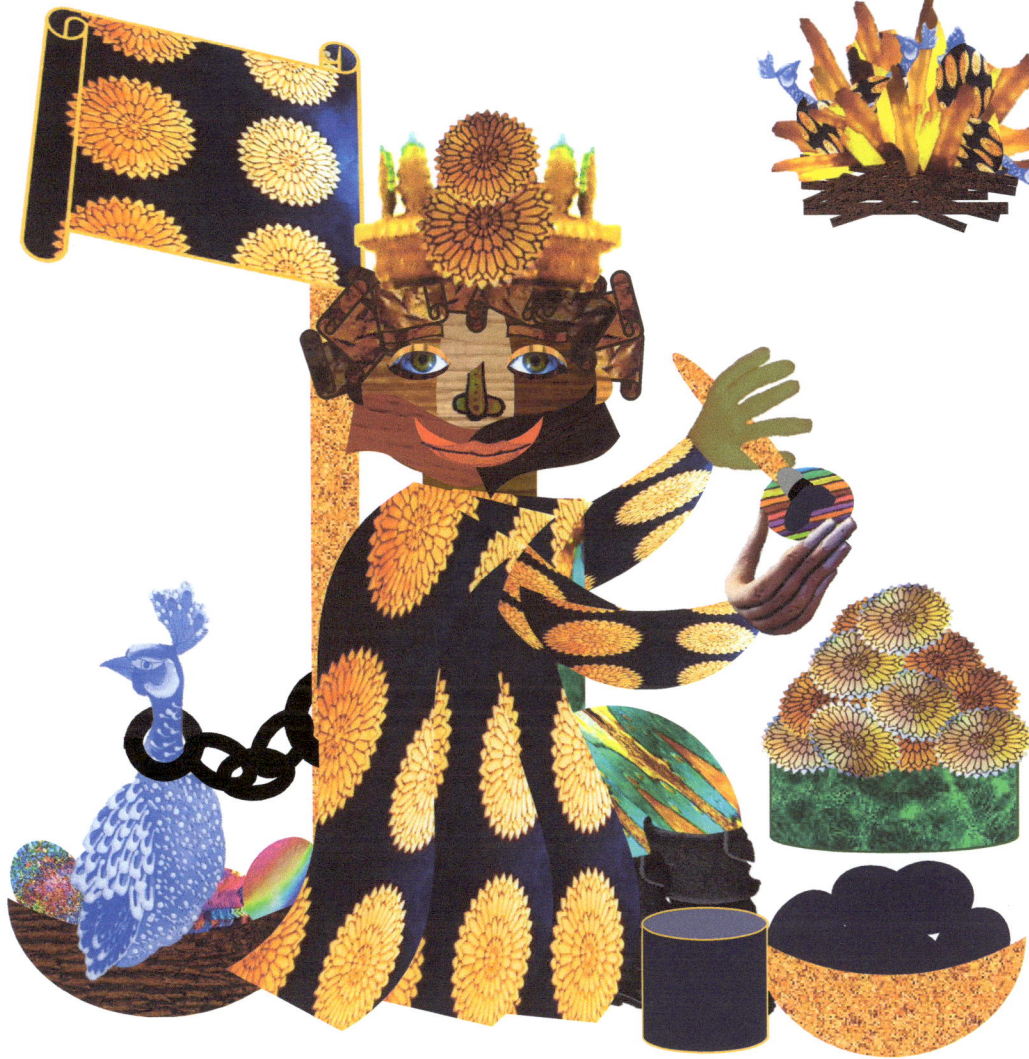

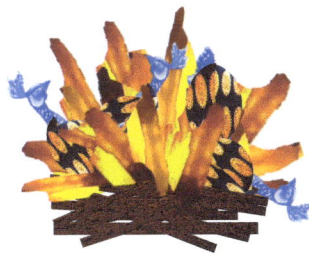

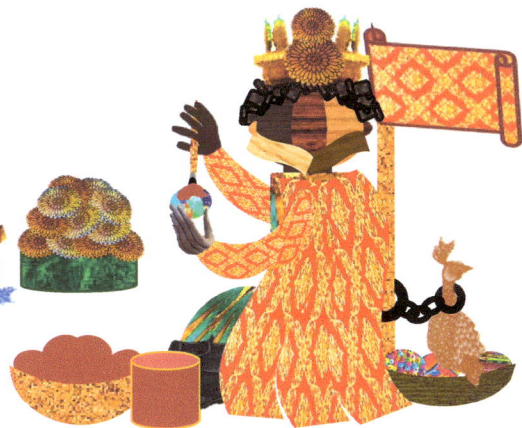

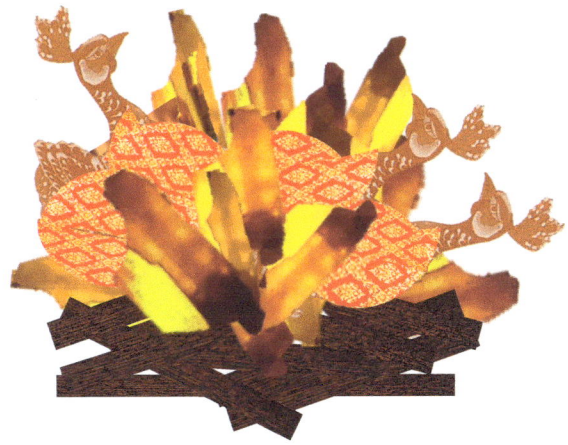

En nombre de la humanidad,
aún hablaremos de la economía
y juraremos que anteponer el segundo
beneficiará al primero.

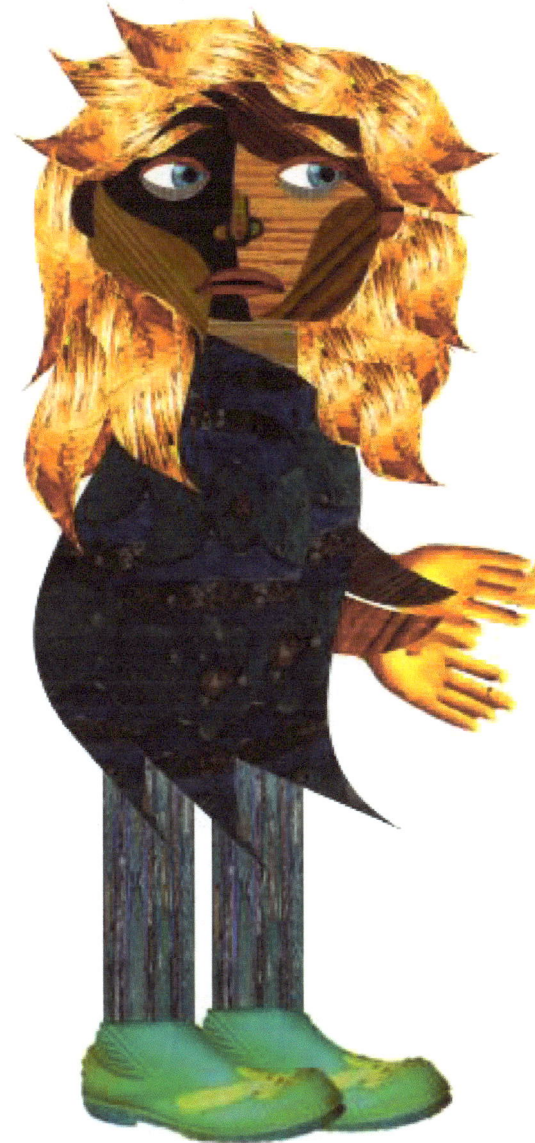

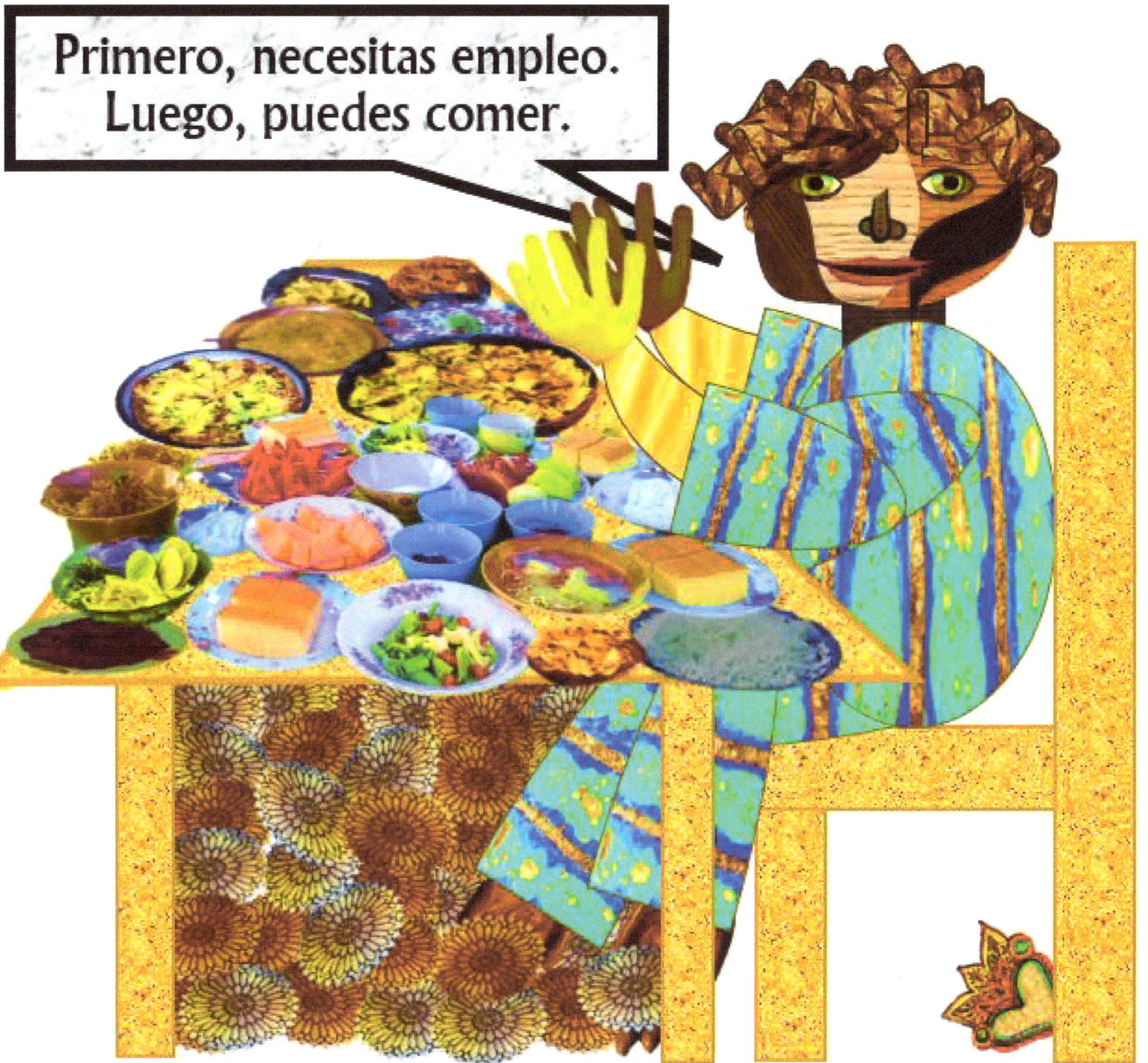

En los templos del miedo,
todavía suplicaremos al poder que
nos favorezca por encima de otros.

## Uniformes/Vestidos/Togas/Trajes ceremoniales

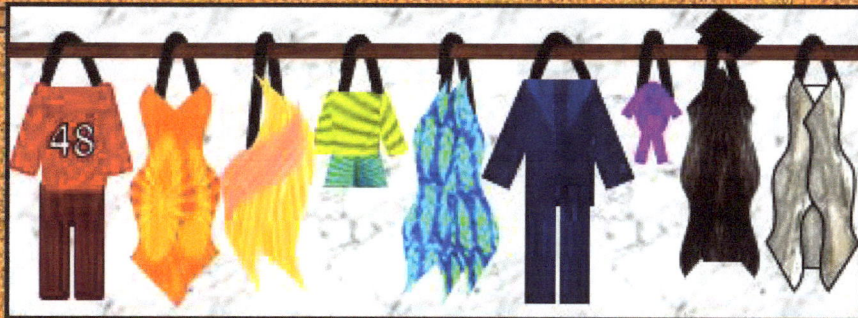

48

Empezad aquí.

Tened miedo.

## Oraciones

Por favor deja que _____ _____ _____ en vez de _____.
(columna 1)  (columna 2)  (columna 3)                (columna 4)

| COLUMNA 1 | COLUMNA 2 | COLUMNA 3 | COLUMNA 4 |
|---|---|---|---|
| • yo | • sea/mos/n | • el/los mejor/es | • él |
| • nosotros | • gane/mos/n | • el/los primero/s | • ella |
| • mi/nuestro/s niño/s | • reciba/mos/n | • el oro | • ellos |
| • mi/nuestra familia | • tenga/mos/n | • el partido | • su _____ |
| • mi/nuestro equipo | • _____ | • el trabajo | • sus _____ |
| • mi/nuestra escuela | • _____ | • rico/s | • _____ |
| • mi/nuestro grupo | • _____ | • Su protección | • _____ |
| • mi/nuestra gente | • _____ | • Su favor | • _____ |
| • mi/nuestro país | • _____ | • Su amor | • _____ |
| • mi/nuestro _____ | • _____ | • _____ | • _____ |
| • _____ | • _____ | • _____ | • _____ |

En los sistemas de instrucción,
el adoctrinamiento
aún exigirá que
la educación
premie respuestas

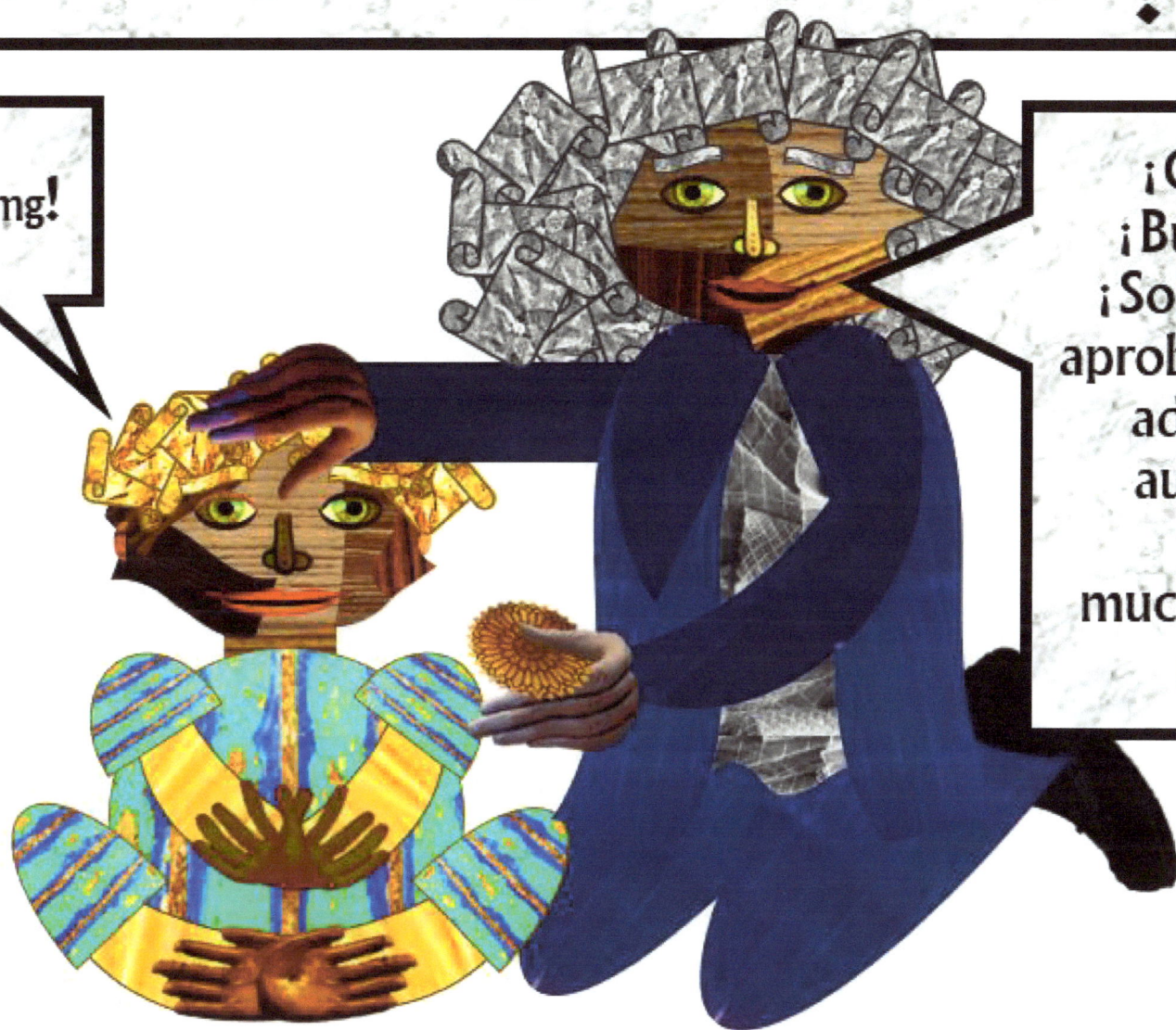

y
castigue preguntas.

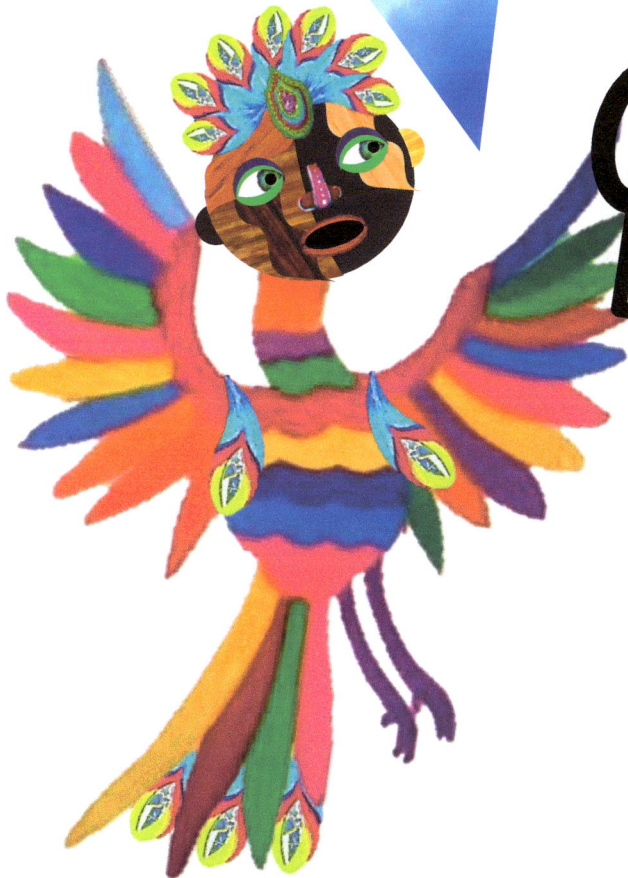

Los acosados aún estarán condenados
por las atrocidades cometidas contra ellos.

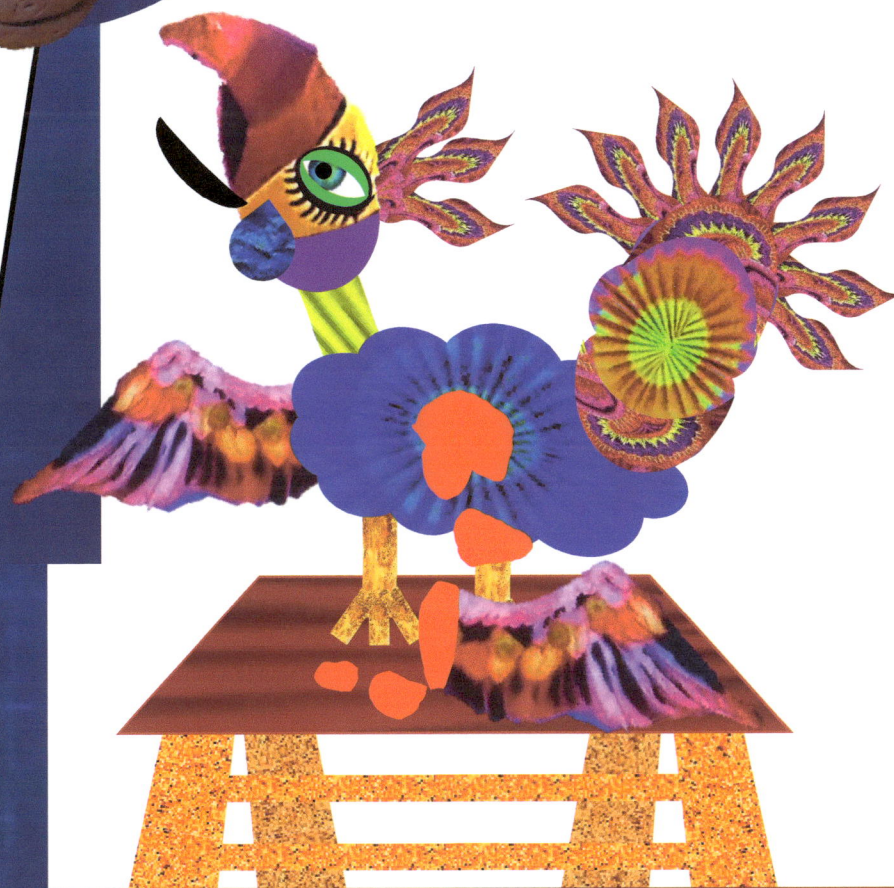

DELITOS
- hambre
- pobreza
- falda corta
- color de piel
- amor
- existencia

Se seguirá golpeando a la belleza hasta inducirla
a **un** estado de amnesia.

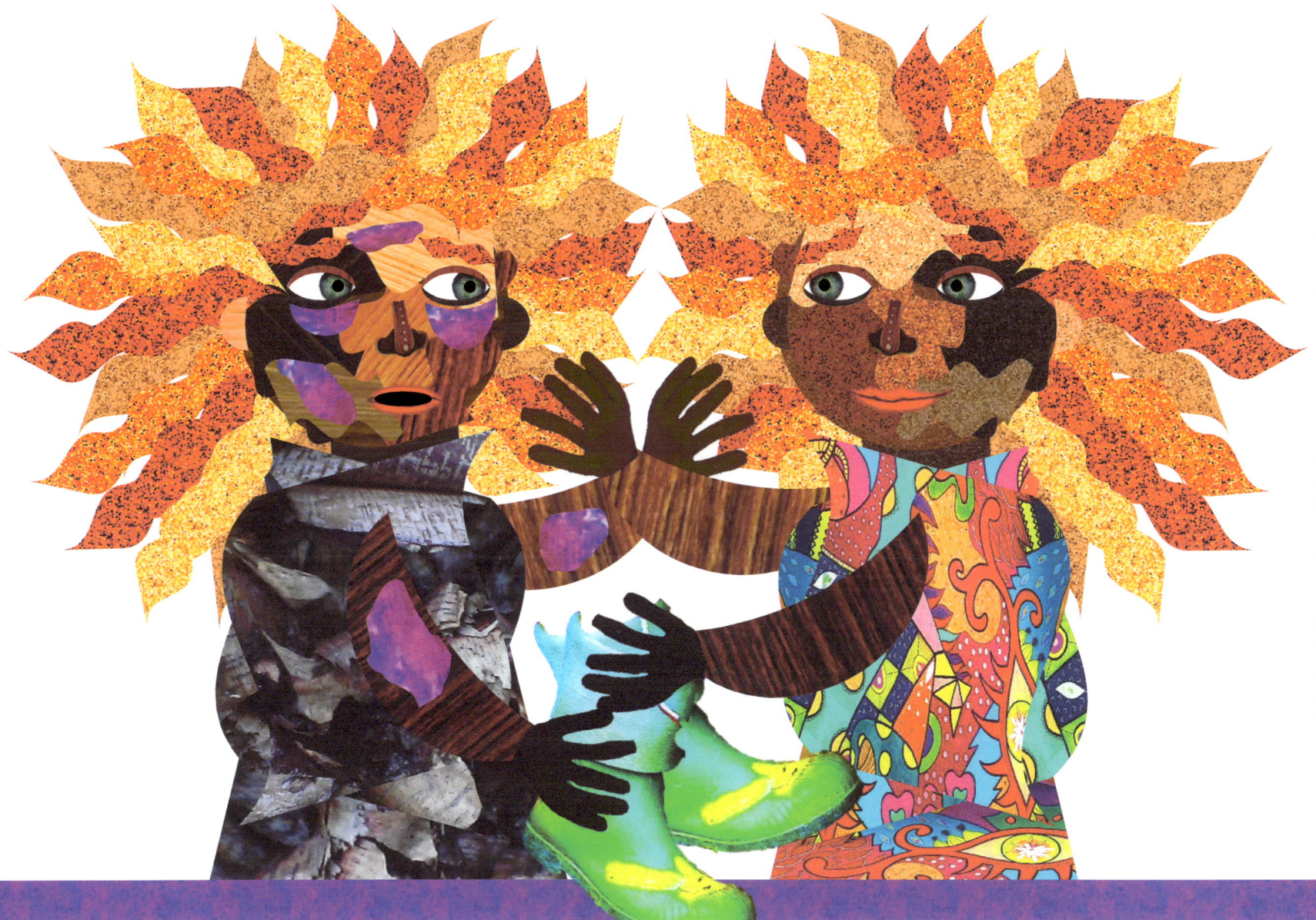

El sufrimiento aún se llamará debilidad

y

los síntomas aún nombrarán enfermedades

mientras los orígenes del dolor estén enterrados en tumbas

más

y

más

profundas.

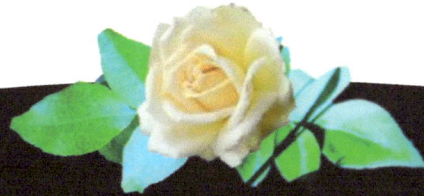

D.E.P.
Querida
Alma
Trastornada

D
Q
A
Tra

~~suicidio~~

~~enfermedad mental~~

ASESINATO

trauma          crueldad          violencia

deshumani_ación     abuso          injusticia

acoso escolar      soledad        pobre_a

presión      desempoderamiento      exclusión

opresión sistemática      miedo      odio

La tierra aún estará de luto
mientras se talen sus bosques y se derritan sus glaciares;
mientras se prive de agua a los que están muriendo de sed;
mientras repetidamente se revoquen sus leyes de libertad,
y nadar mares y cruzar campos
se siga considerando un delito.

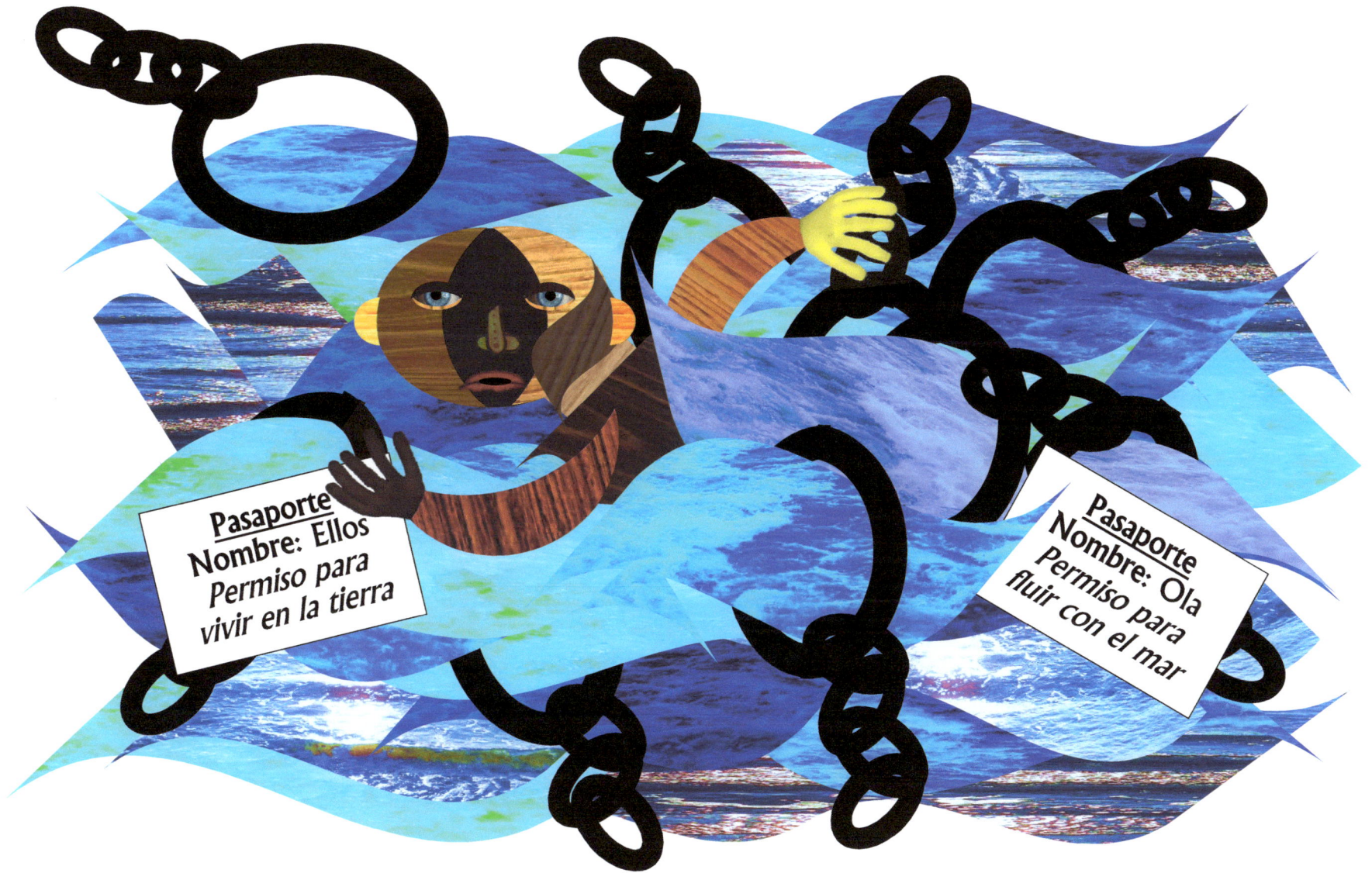

Pasaporte
Nombre: Ellos
Permiso para
vivir en la tierra

Pasaporte
Nombre: Ola
Permiso para
fluir con el mar

El amor aún clamará:
«¿Qué habéis hecho con el propósito que os di?»
mientras intenta suturar heridas a cicatrices
con agujas desgastadas de infinitos usos.

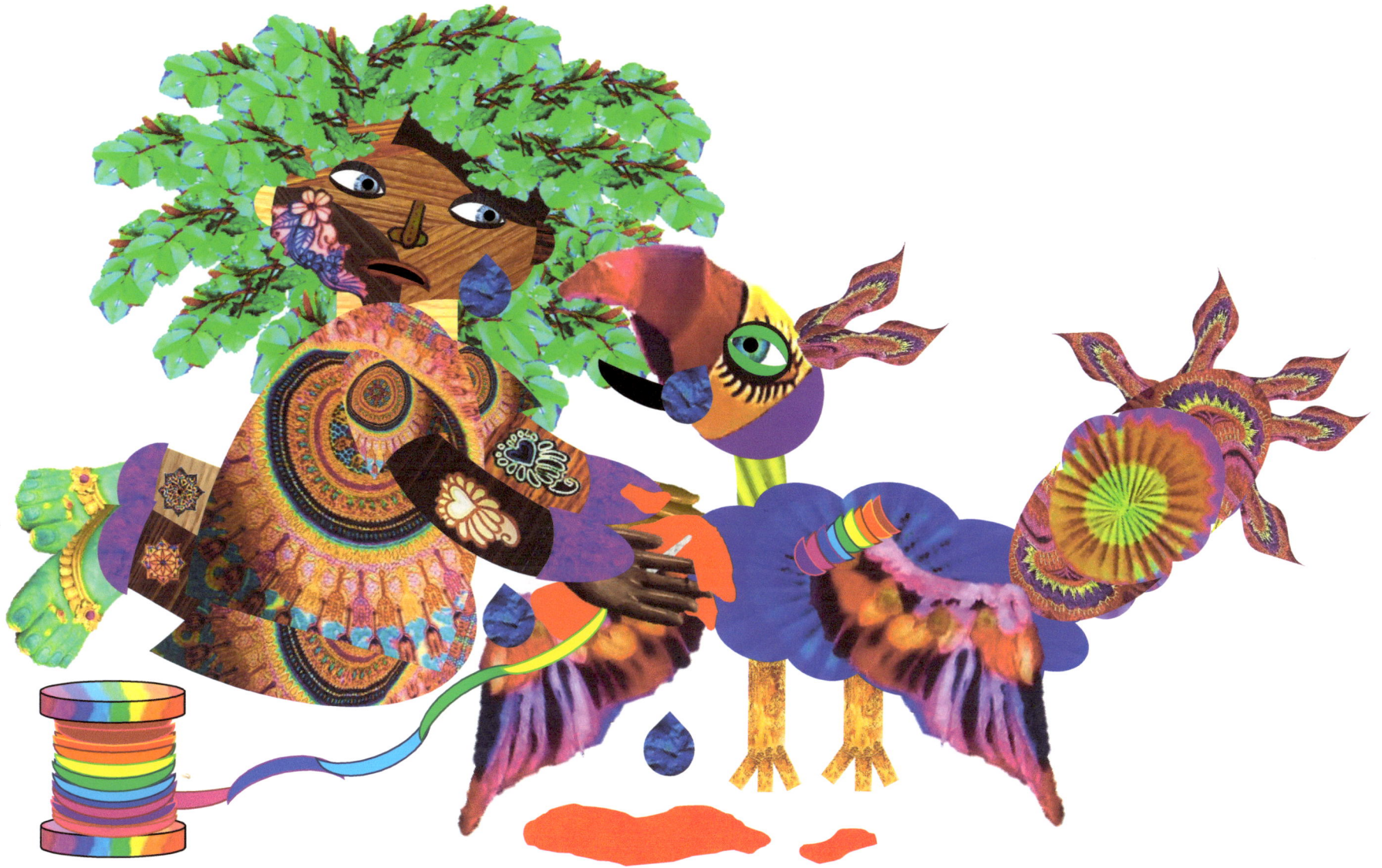

La vida aún gritará:
«¡No es lo que quería!»
mientras su estado salvaje está torturado y domesticado
a caminos concretos y estrechos
que prácticamente todos deben tomar o asfaltar,
según sea el caso,
dependiendo de la identidad y posición asignada
en un juego de azar en el que han lanzado los dados por ti.

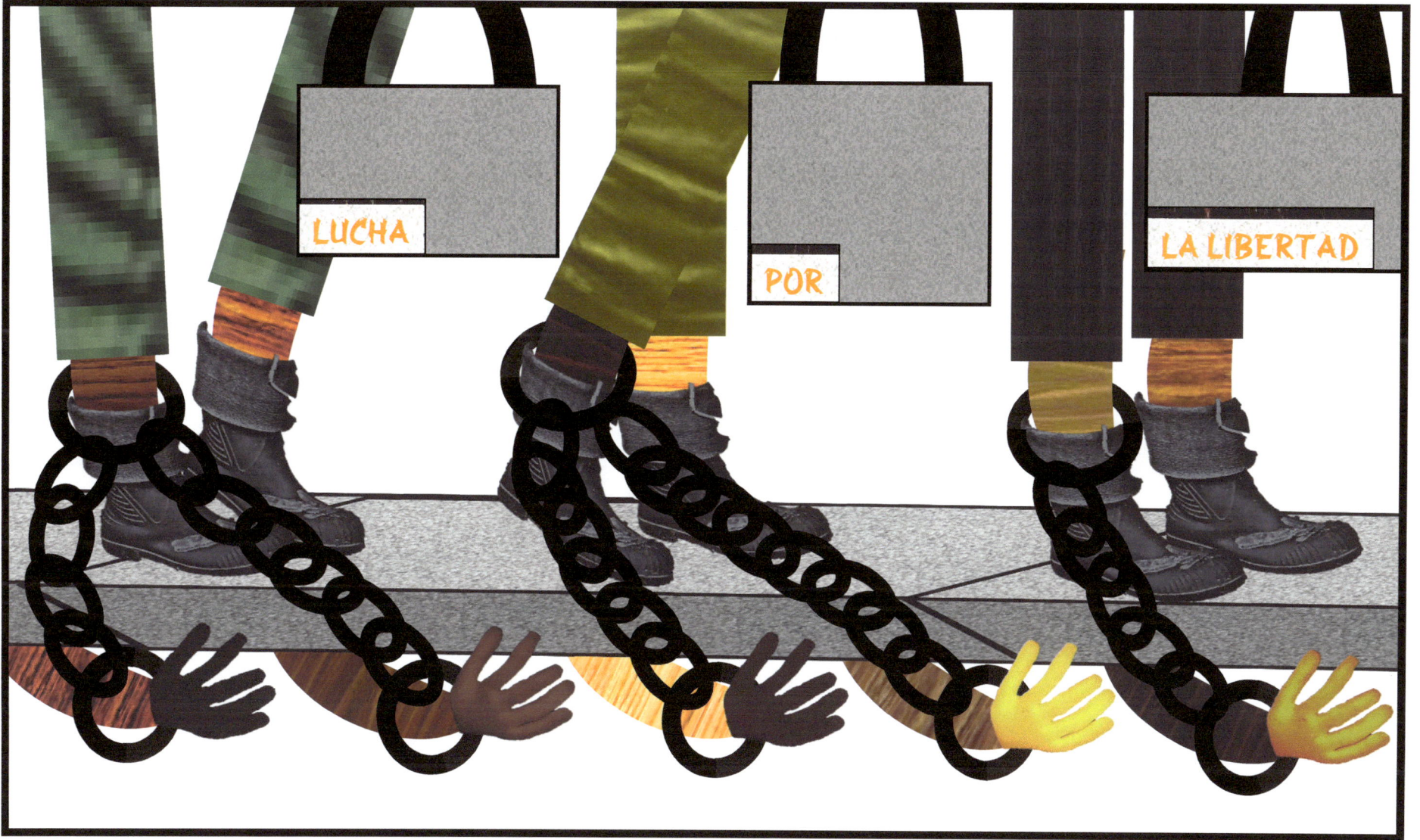

Los que no pueden encajar
todavía seguirán relegados en las sombras
por aquellos que caminan con pasos descuidados
porque hace tiempo
*les enseñaron*

y

*aprendieron*

que:
o comes o te comen.

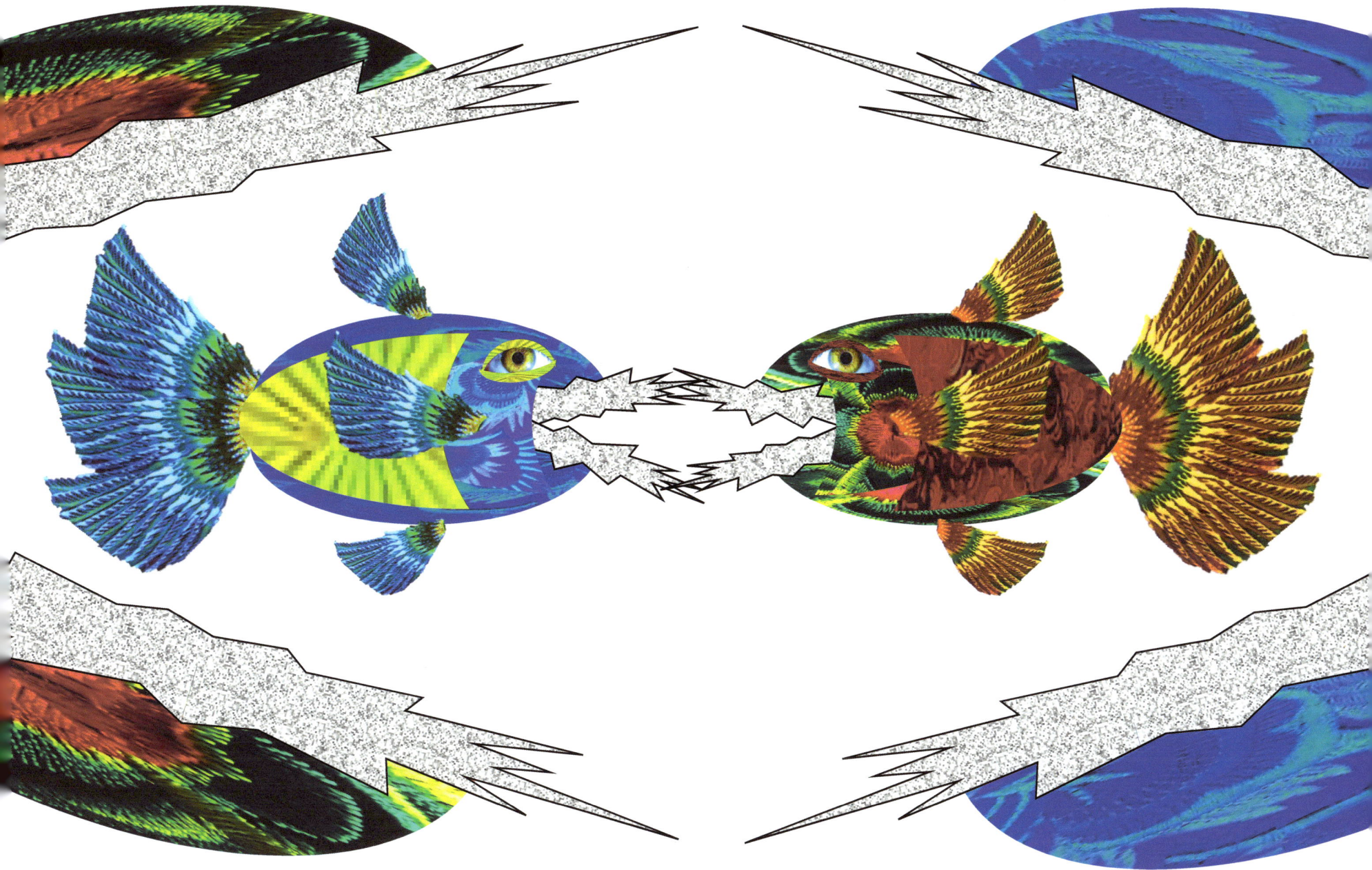

Y a los niños aún se les prohibirá
quedarse mirando fijamente al cielo,
porque
la imaginación
puede
interrumpirlo
*todo,*
pero, sobre todo,
lo normal.

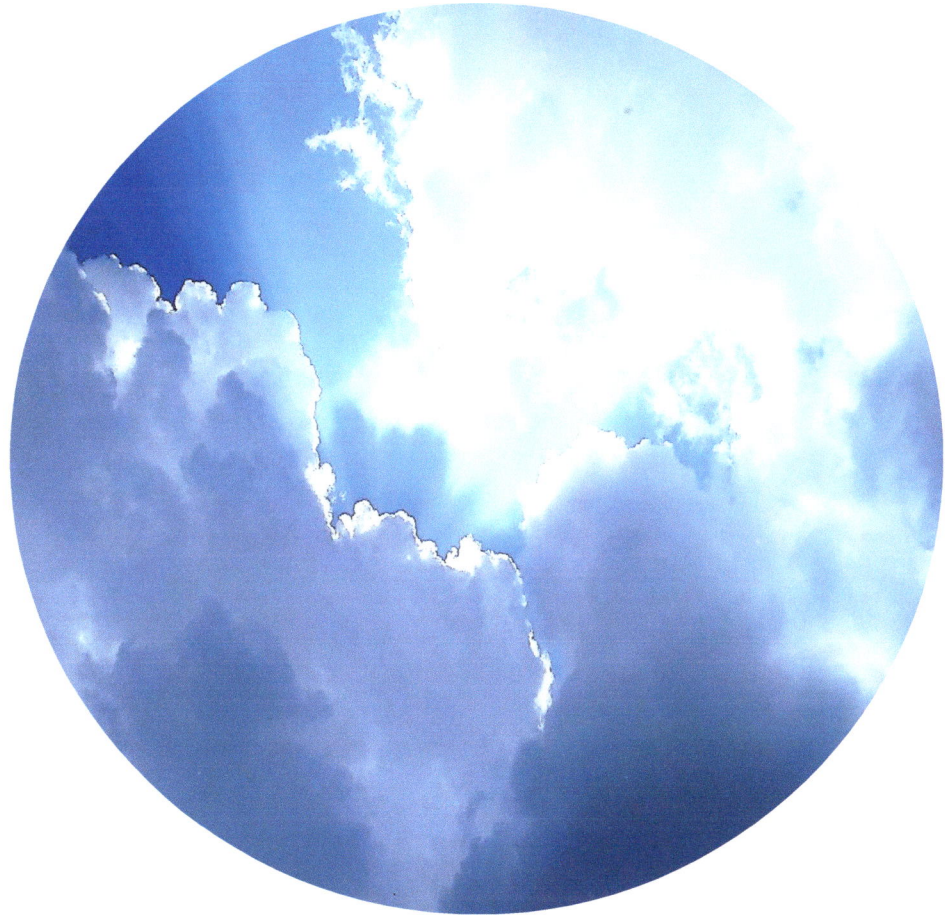

Pero...

si arrancamos nuestra imaginación
de todo lo que la mandaría a una tumba silenciosa,
quizás *la nueva normalidad* pueda ser
un comienzo en vez de un final.

Tal vez su definición todavía está por ver,
y nosotros, que hemos sido rechazados y enmudecidos,
nosotros, a los que nos han llamado
*locos, inútiles, anormales,*

nosotros,
que nos hemos aferrado a nuestras preguntas
como si se nos fuera la vida en ello
y a nuestras vidas
con manos ensangrentadas,
podemos tener voz y voto en crear una forma de vida
que no deje atrás a miríadas deseando no haber nacido.

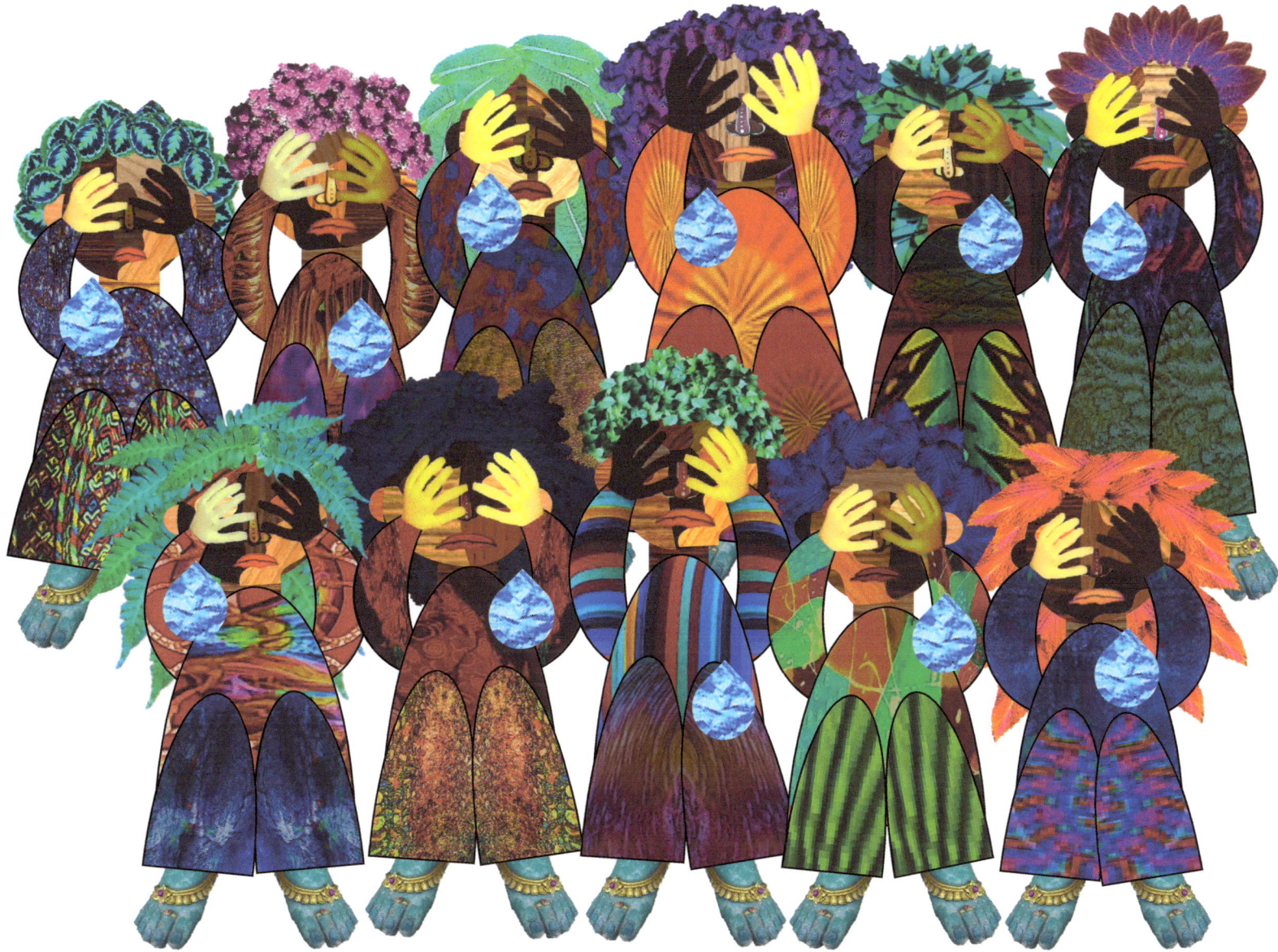

El pilar de la nueva normalidad puede fundamentarse en este hecho:

somos perfectos tal y como somos.

*No* perfectos en el sentido de que
merecemos la vil herencia legada
de una generación de incomprendidos y temidos a otra,
una marca a fuego de vergüenza tan profunda dentro de nosotros
que nuestros espíritus se estremecen
y nos hemos inclinado y pedido disculpas
por ser quienes somos.

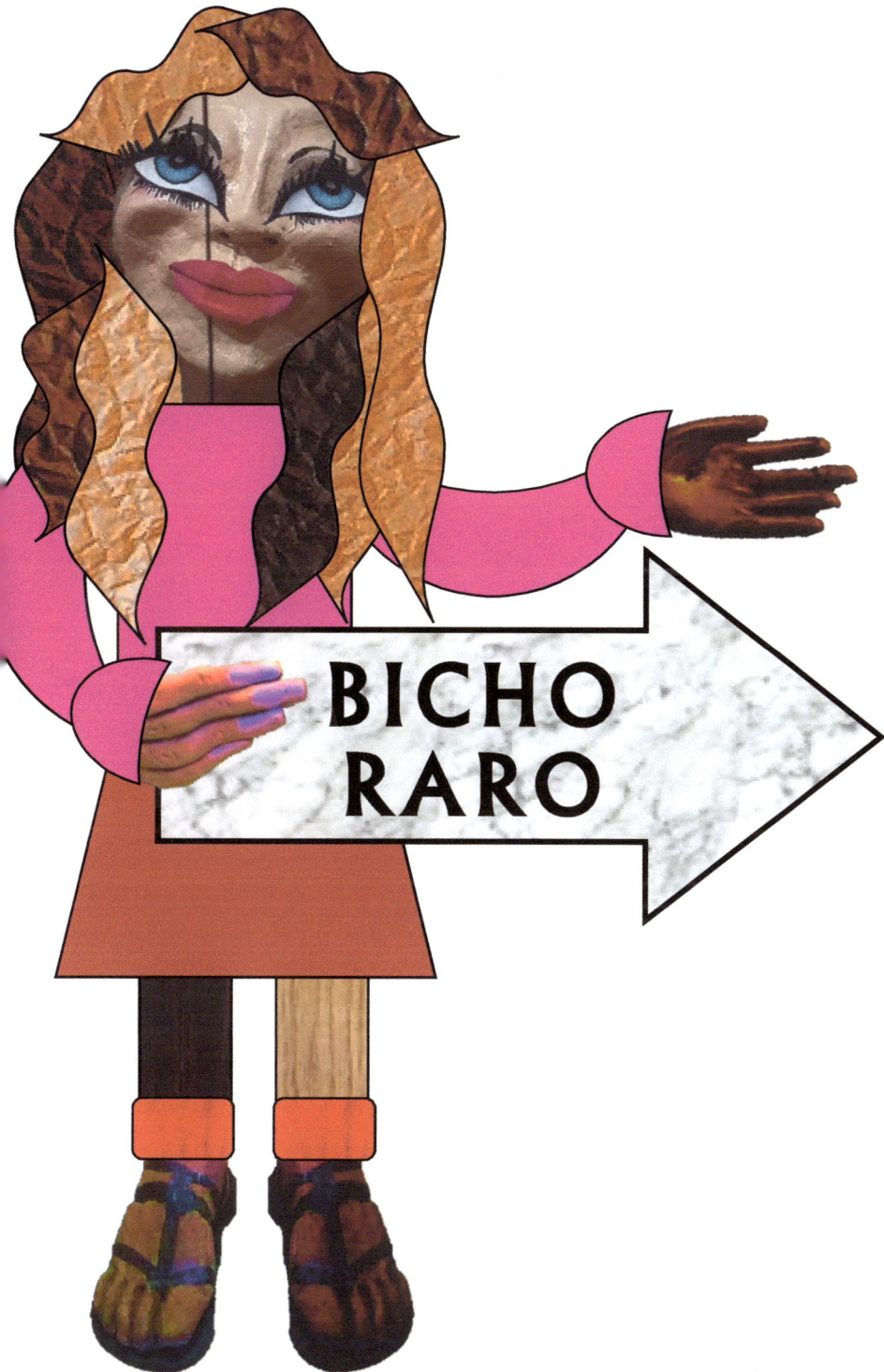

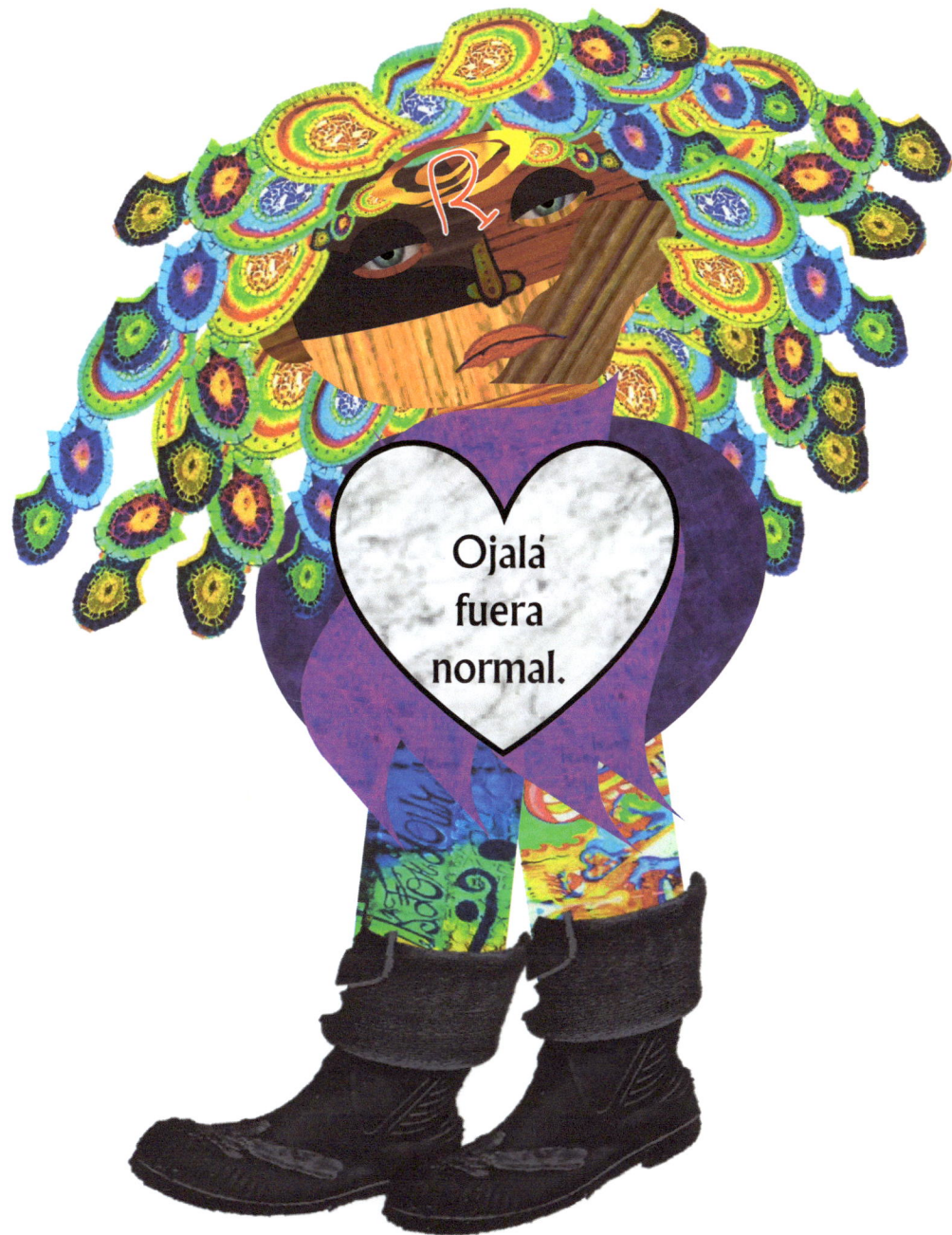

BICHO RARO

Ojalá fuera normal.

*No* perfectos en el sentido de que
nuestras cuevas son cómodas,
o nuestros pies están acostumbrados a una vida sin campos,
o que nuestras heridas merecen negación
en vez de curación.

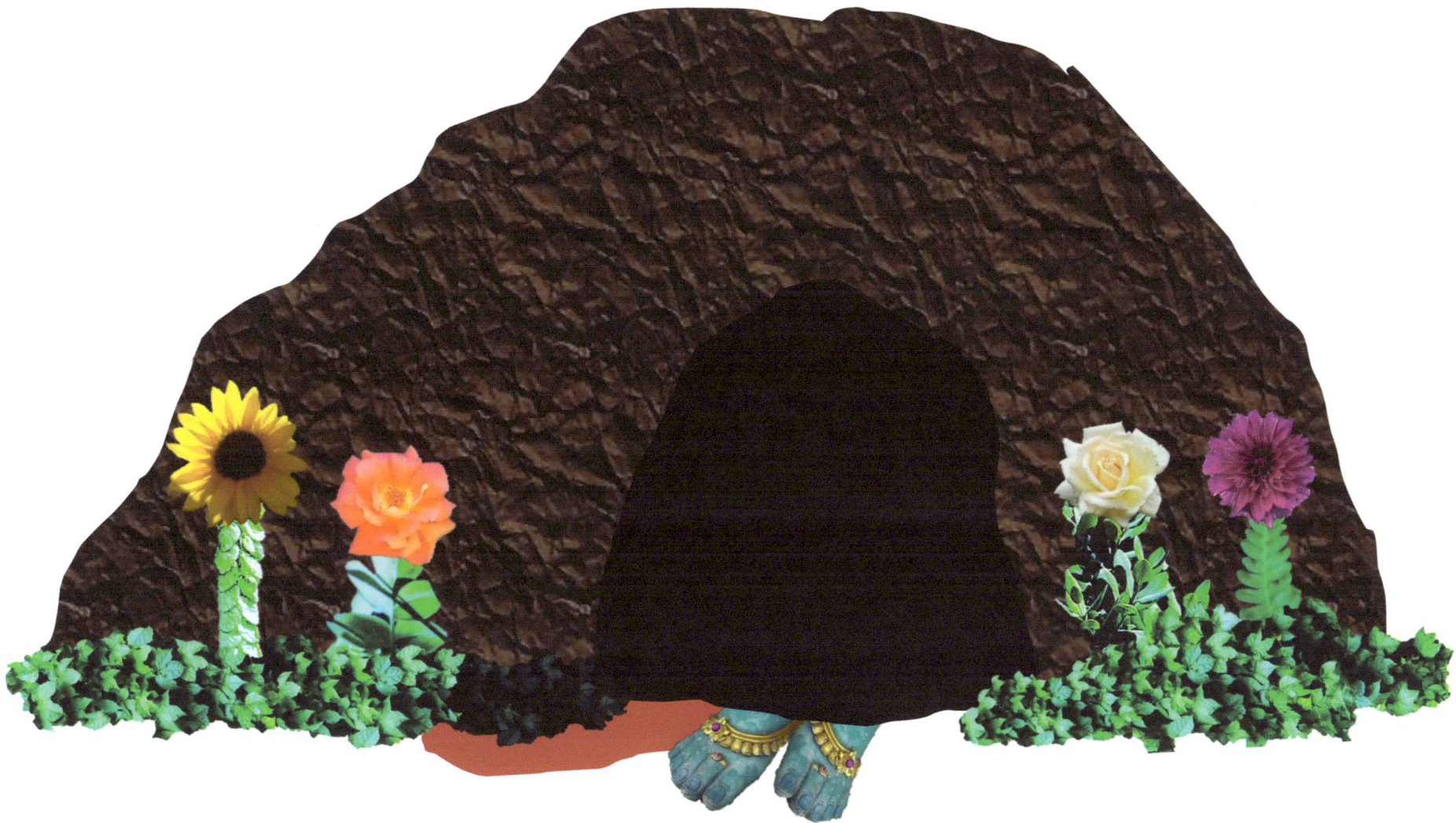

*No* perfectos en el sentido de que
los pensamientos suicidas
aseguran de manera convincente
que la tumba es nuestra única esperanza
de cambiar.

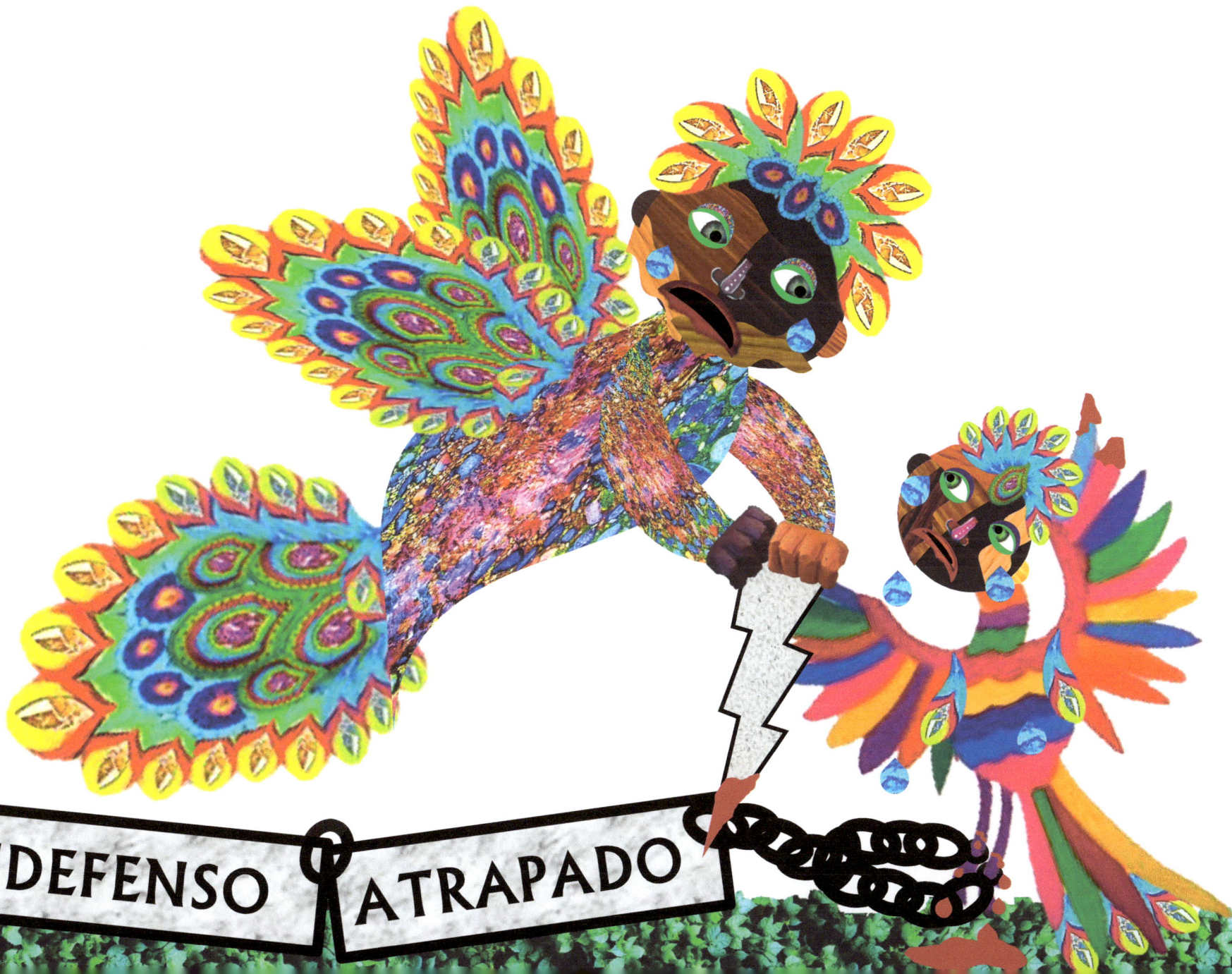

INDEFENSO   ATRAPADO

*No perfectos* en el sentido de que
nuestras hermanas y hermanos caídos,
que dejaron este mundo de forma prematura,
grabaron sus muertes en nuestros corazones
y estas eclipsaron sus

# VIDAS

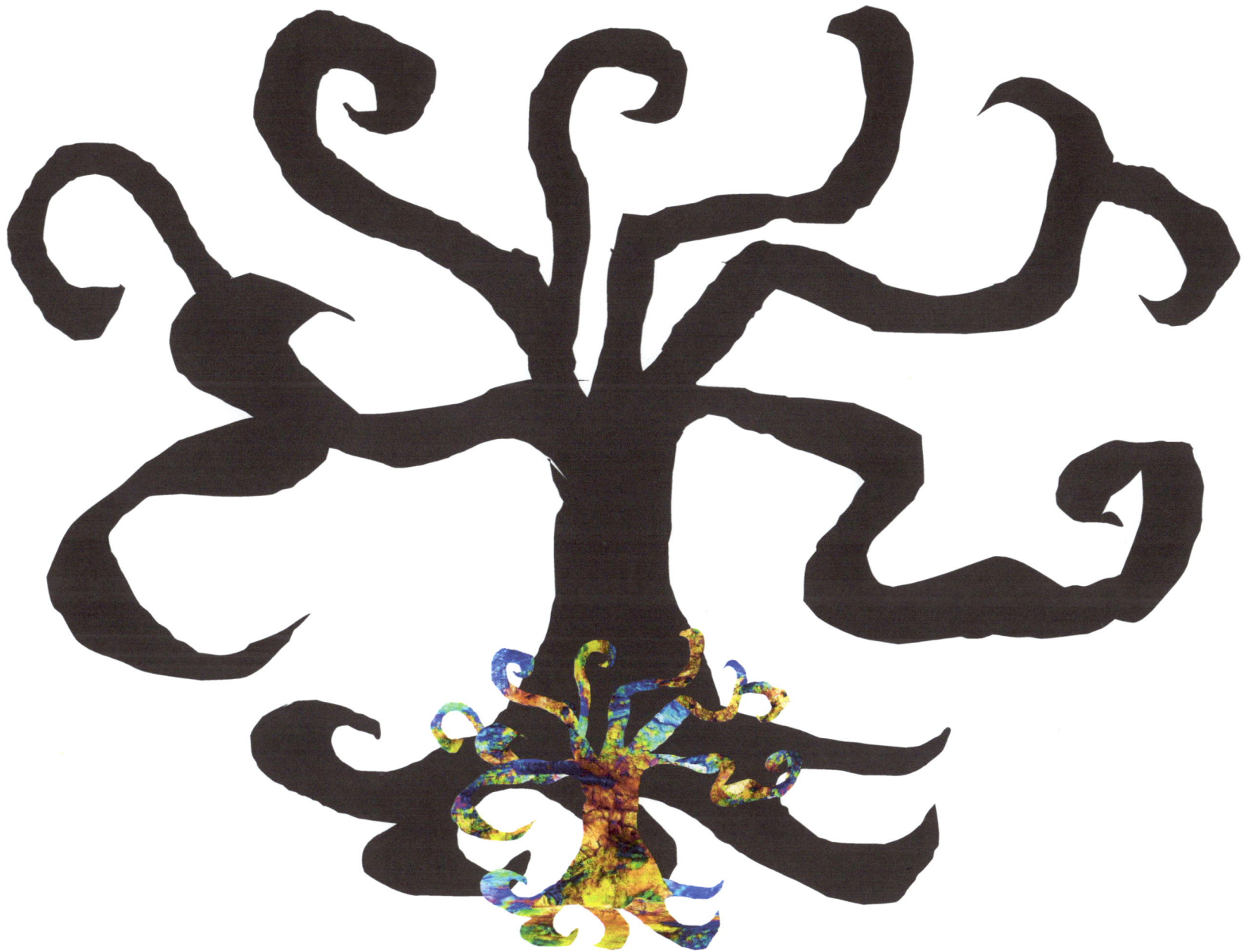

y todo el

# AMOR

que daban
cuando estaban aquí.

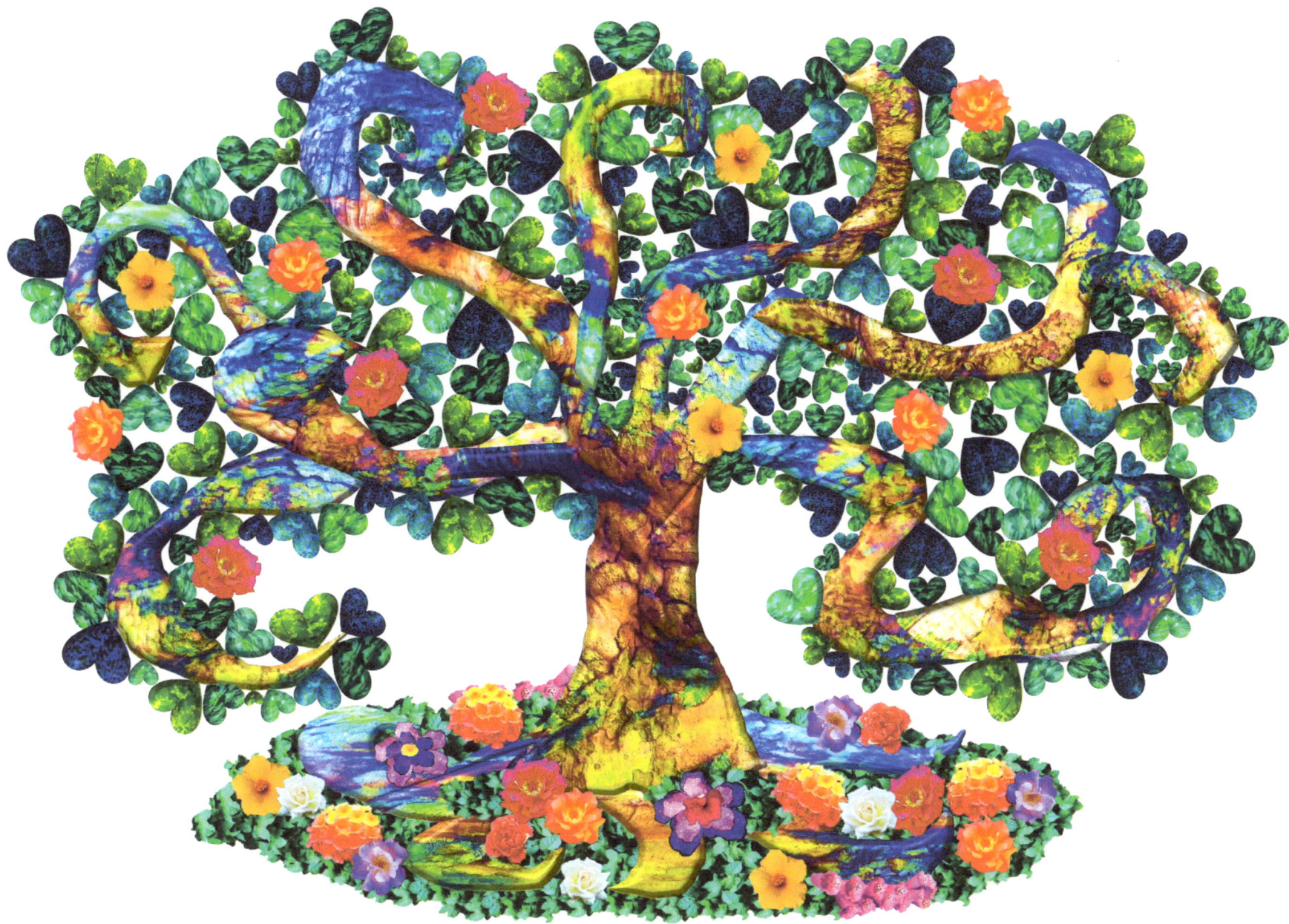

Somos perfectos en el sentido de que,
tanto la luz dentro de nosotros
como la luz dentro de vosotros,
provenía de las estrellas.

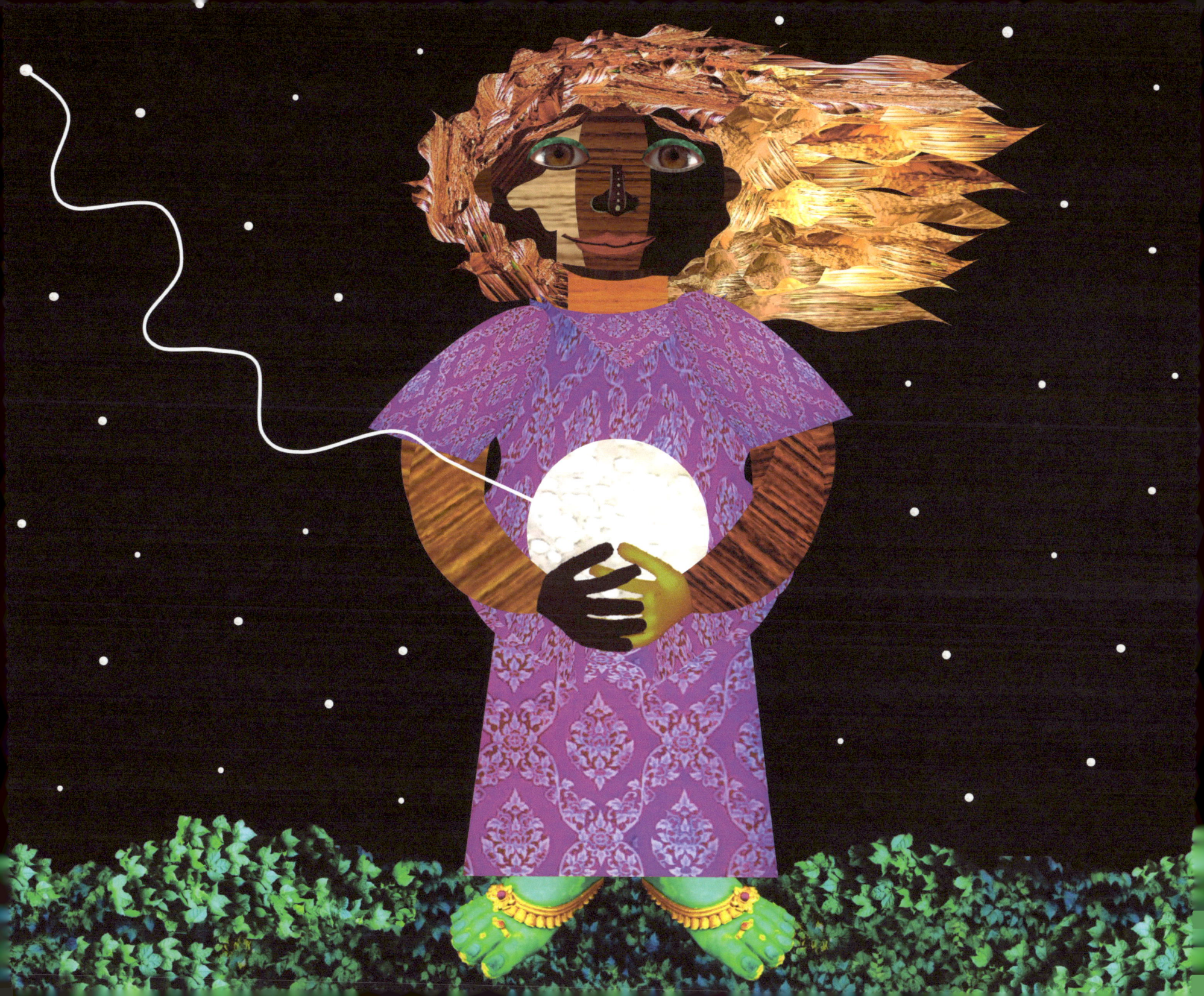

Durante nuestros nacimientos,
al igual que en los vuestros,
la maravilla sonreía con orgullo y se jactaba:
«¡Mirad al milagro que acaba de entrar en este mundo!».

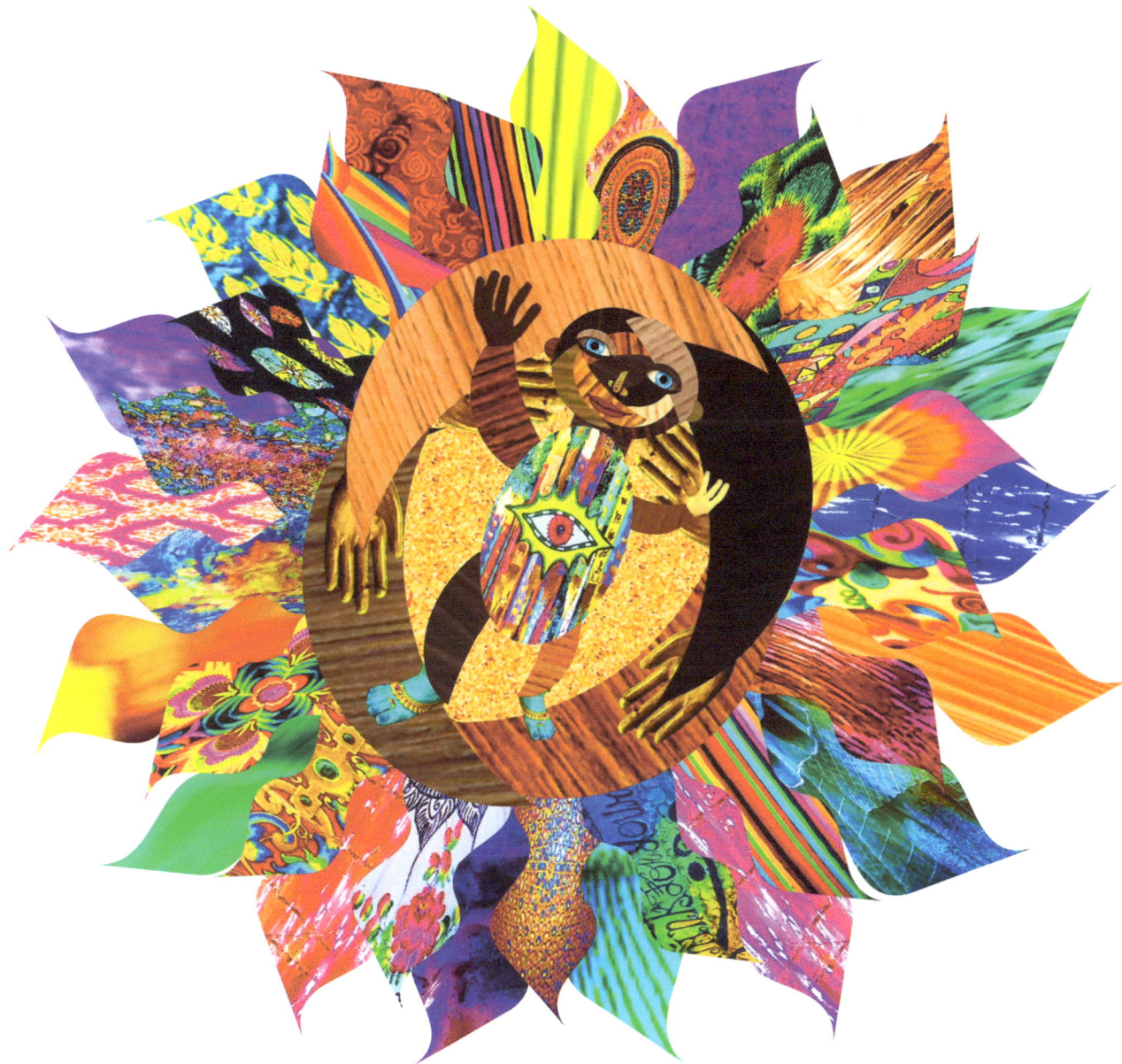

Y durante nuestras muertes,
cuando y comoquiera que vengan,
el asombro seguirá saludando a su exquisita creación.

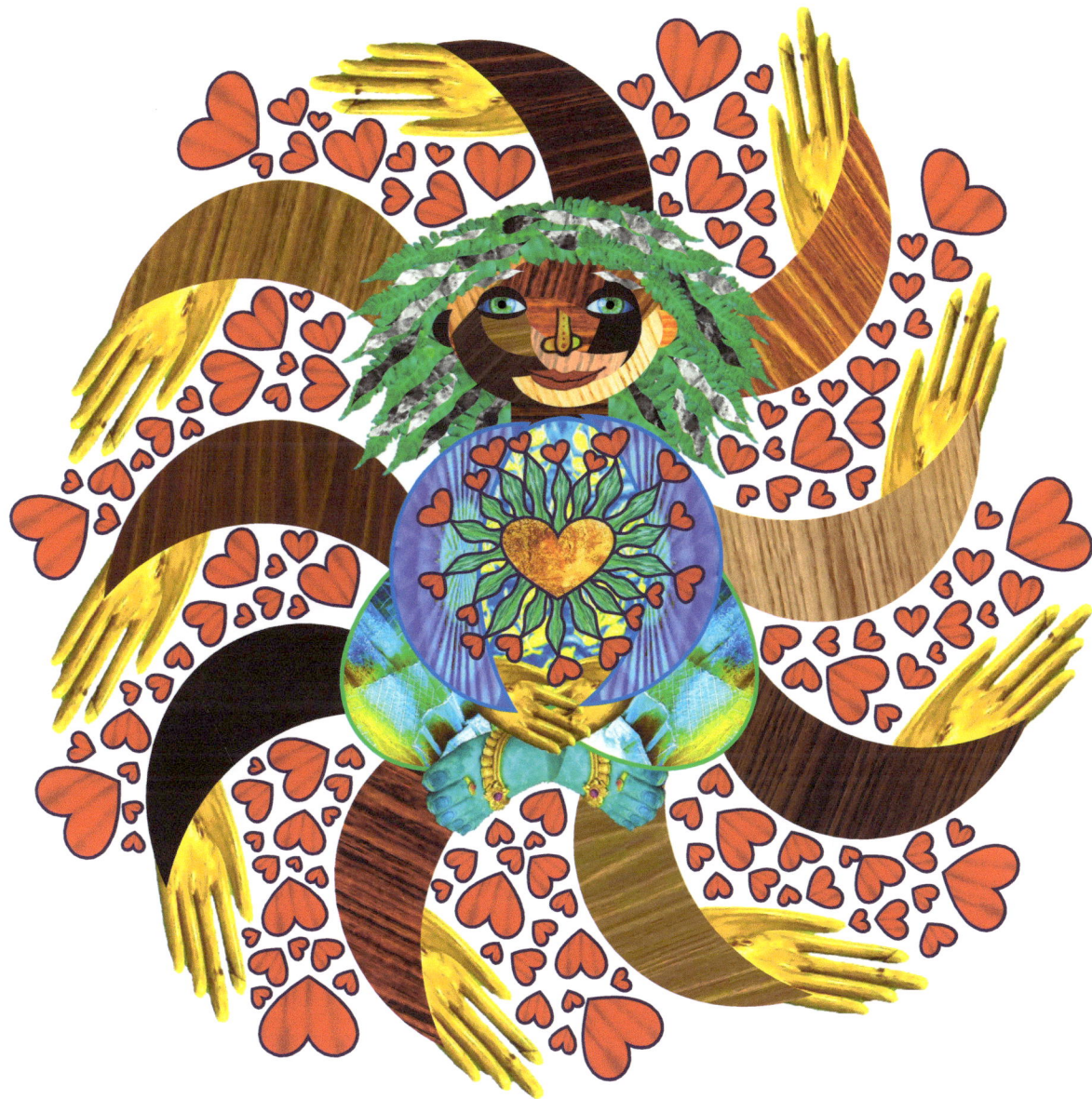

Somos perfectos en el sentido de que
los Grandes Compositores
preparan espacios para nuestras notas por la noche
y aferran esperanza a sus corazones durante el día
para que saciemos la necesidad de la música
de dar a luz a canciones nuevas,
y de plasmar las melodías divinas que
solamente nosotros podemos escribir.

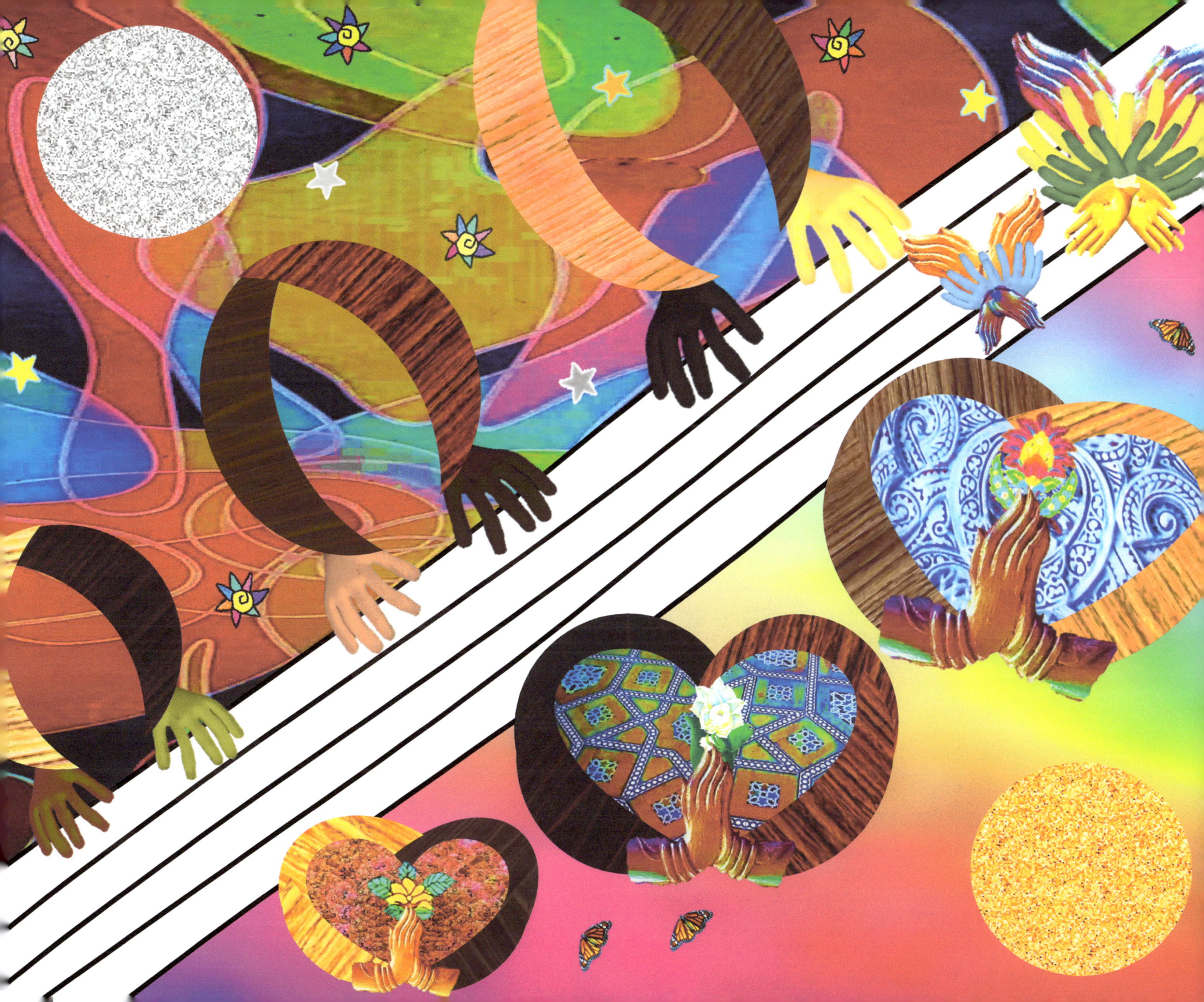

Somos perfectos en el sentido de que
el amor *siempre* nos mira directamente al alma
y grita con todas sus fuerzas
para que lo escuchemos y lo creamos
por encima del brutal estruendo:

«*No* confundáis mentiras con verdades.
*VOSOTROS* sois la razón por la que me levanto».

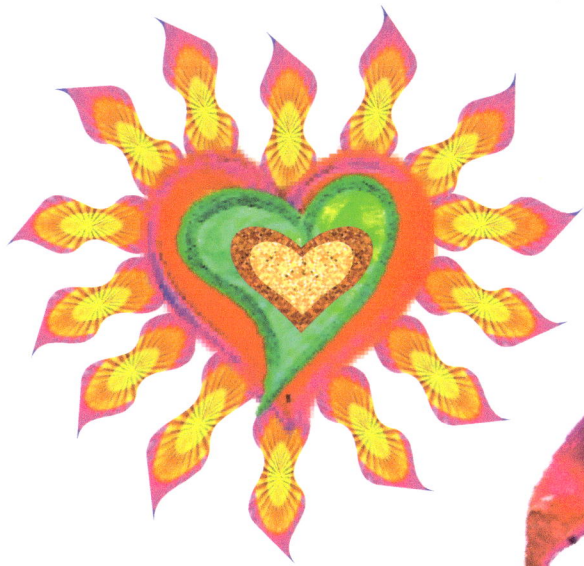

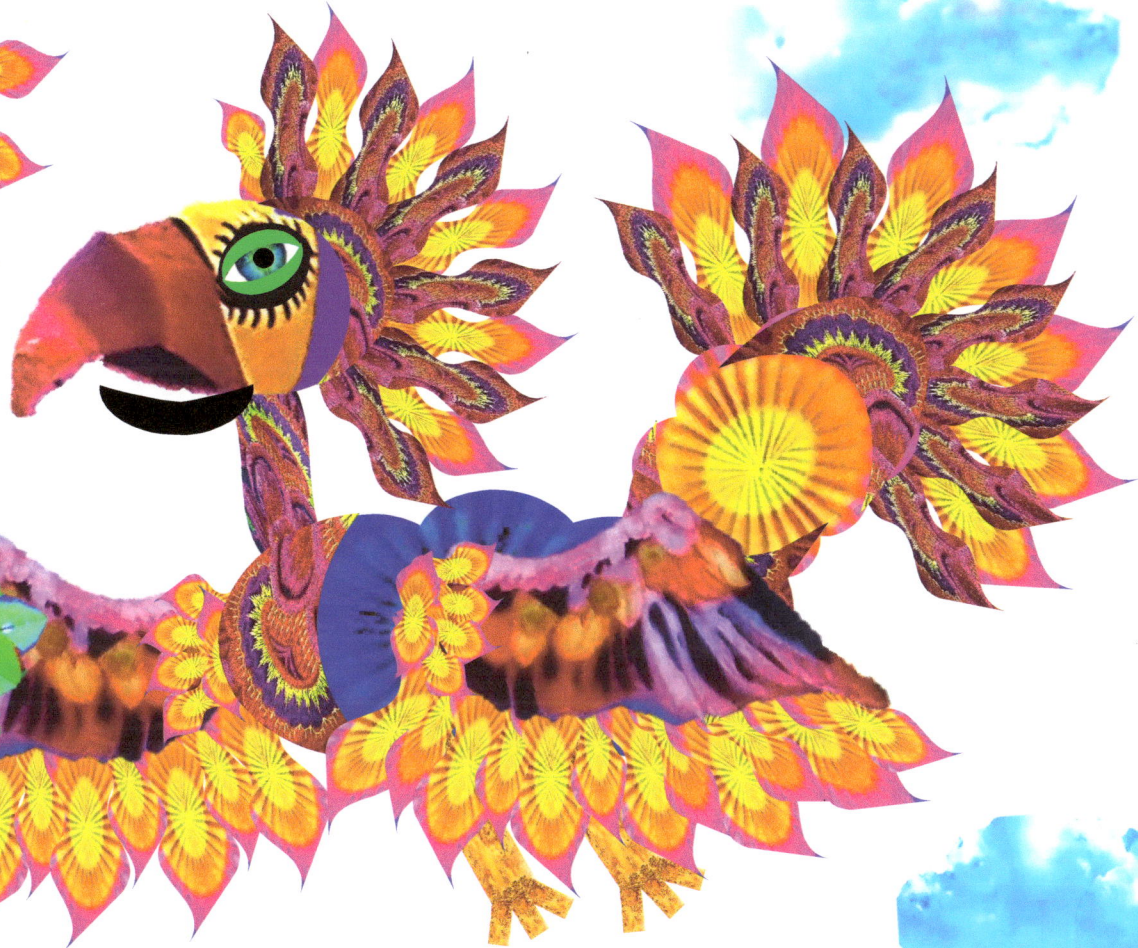

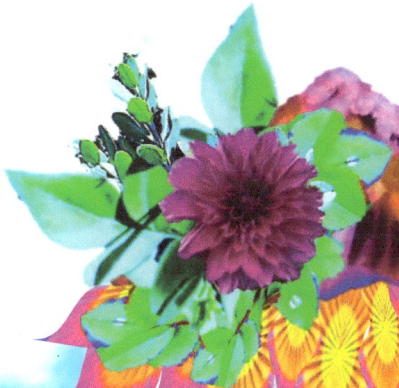

La nueva normalidad.
Puede ser una revolución
en vez de una repetición.

Si la nueva normalidad puede ser cualquier cosa,
deja que sea esto:

Cuando nos enfrentamos los unos a los otros,
incluso en nuestros días más oscuros,
bajaremos la cabeza,
juntaremos las manos como gesto de las peticiones
que tenemos el poder de contestar y diremos:

«Mi luz divina se inclina ante tu luz divina».

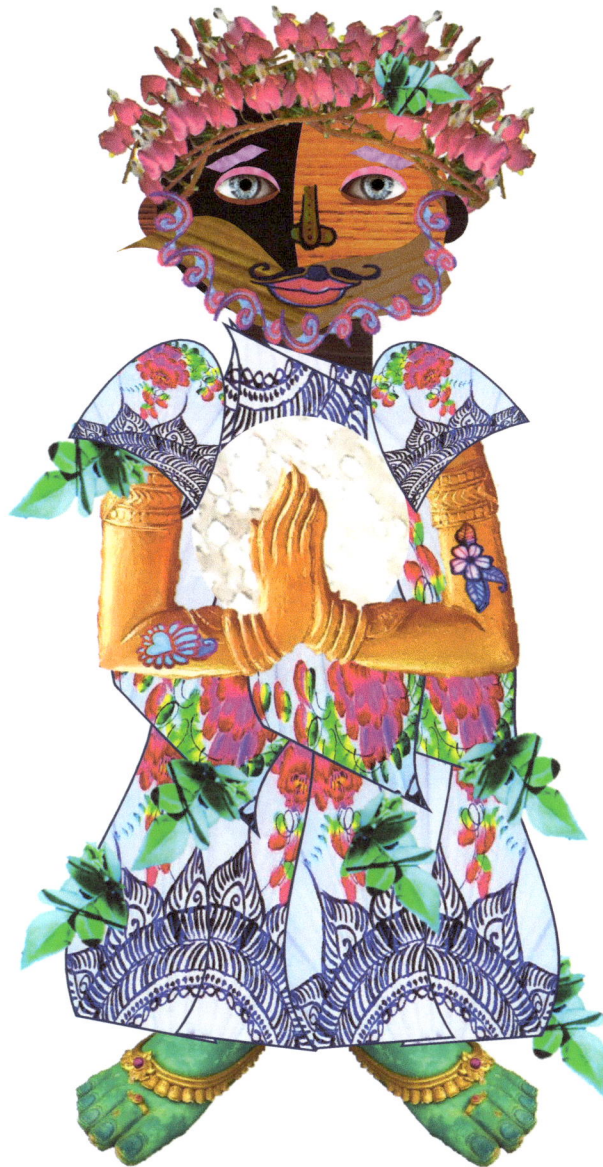

La pregunta:

«¿Cómo te sientes?»

siempre
se hará con sinceridad
y se contestará con honestidad.

La comprensión
no será un prerrequisito para
la compasión.

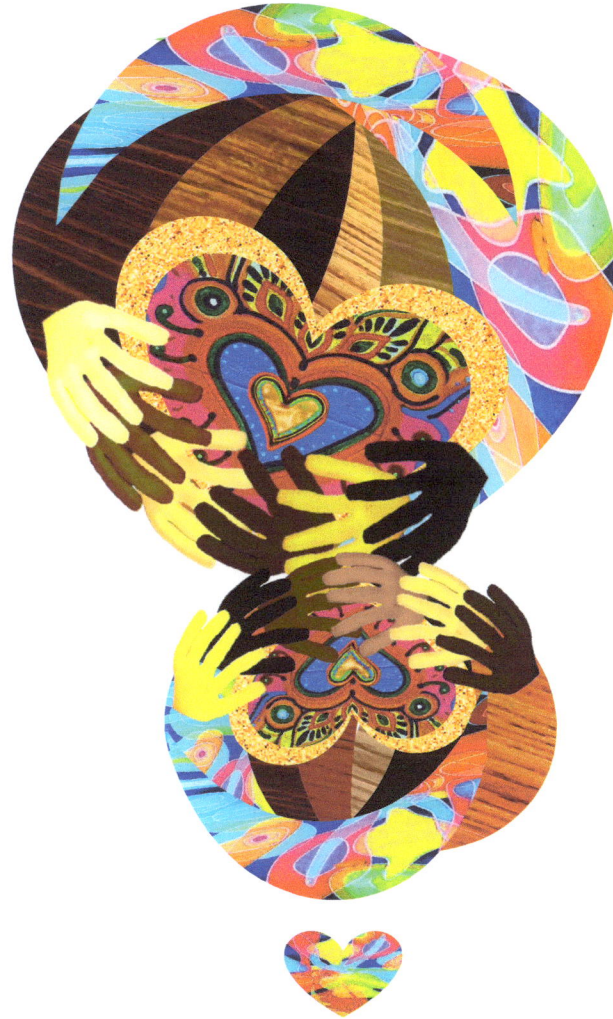

La pregunta:

«¿Para qué sigo?»

nunca se hará
porque cada respiración
dará y devolverá la misma realidad:

Te quieren.
Te necesitan.
No estás solo.

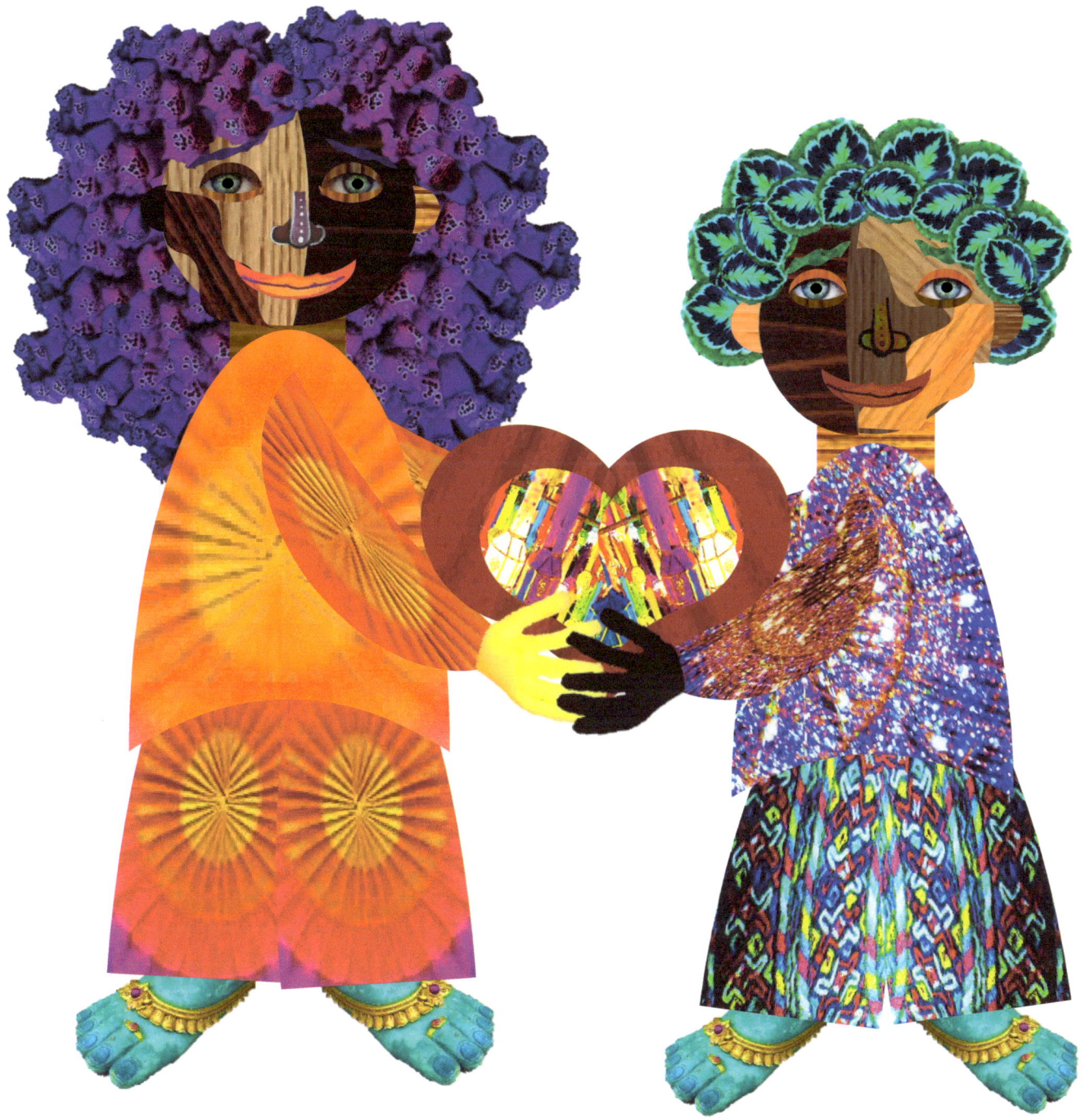

La sensibilidad será un signo de fuerza.

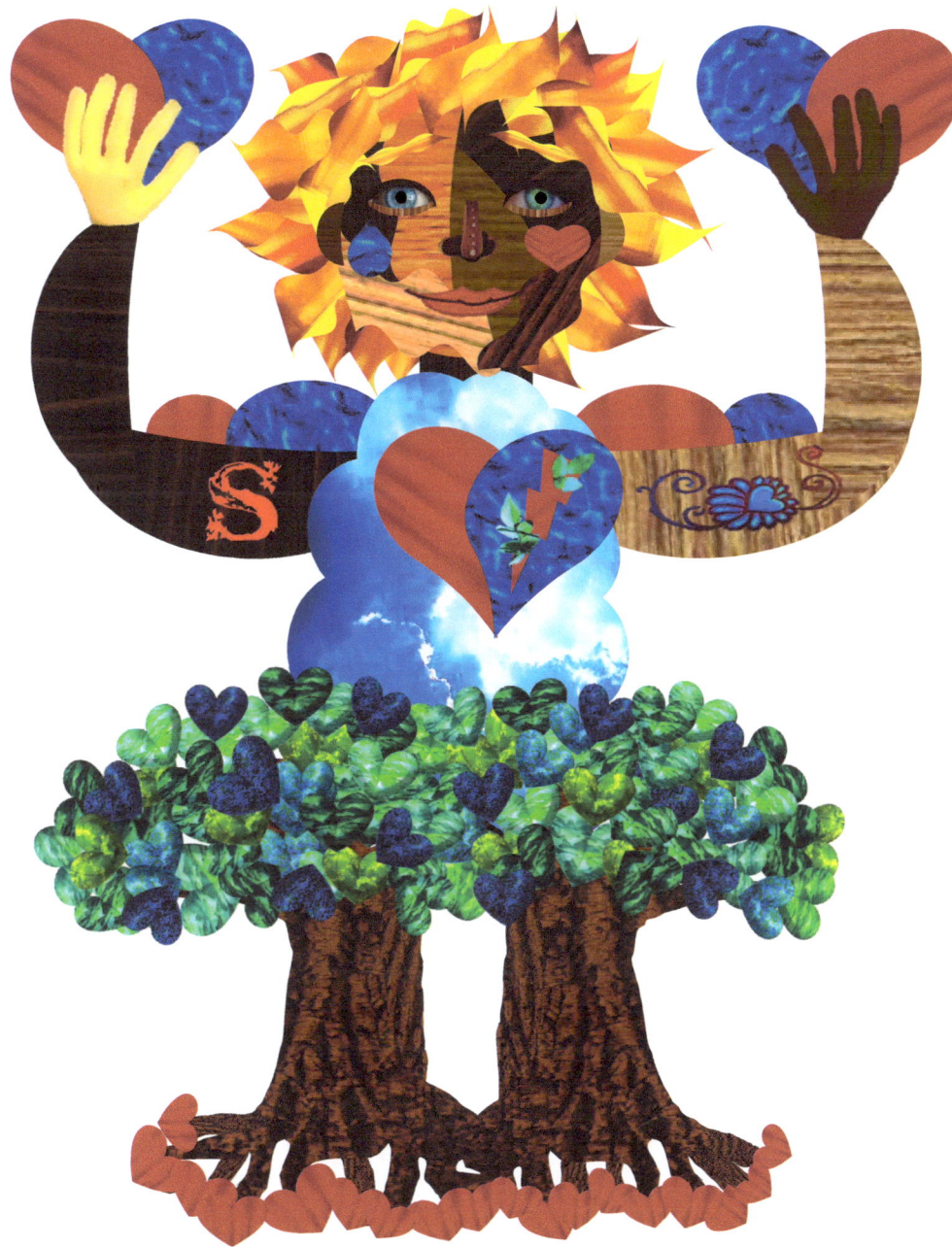

Llorar abiertamente será recibido
con un abrazo de la lluvia que ruge:
«¡Por fin lo entendéis!».

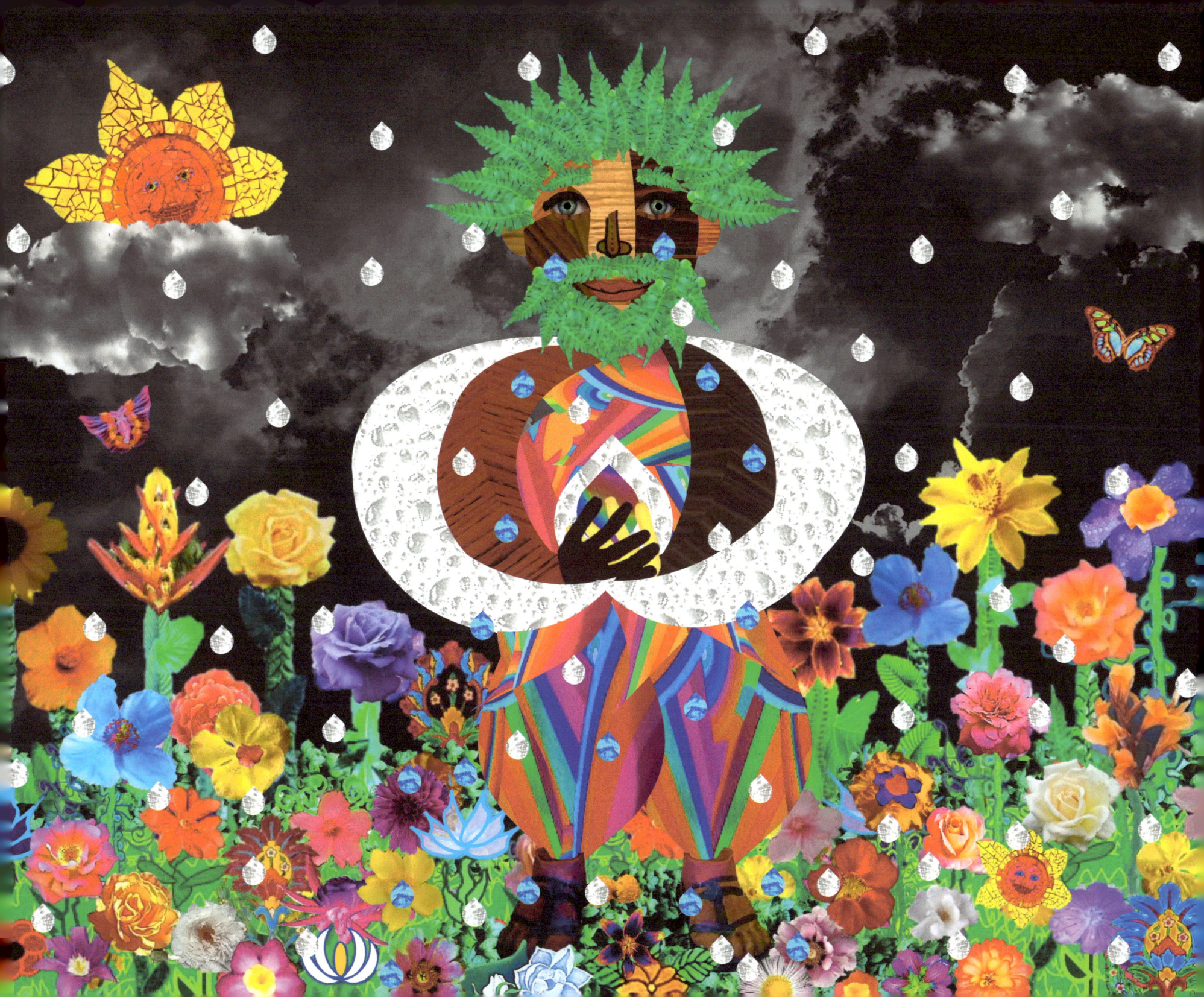

Reírse a pleno pulmón será tan común como la amabilidad.

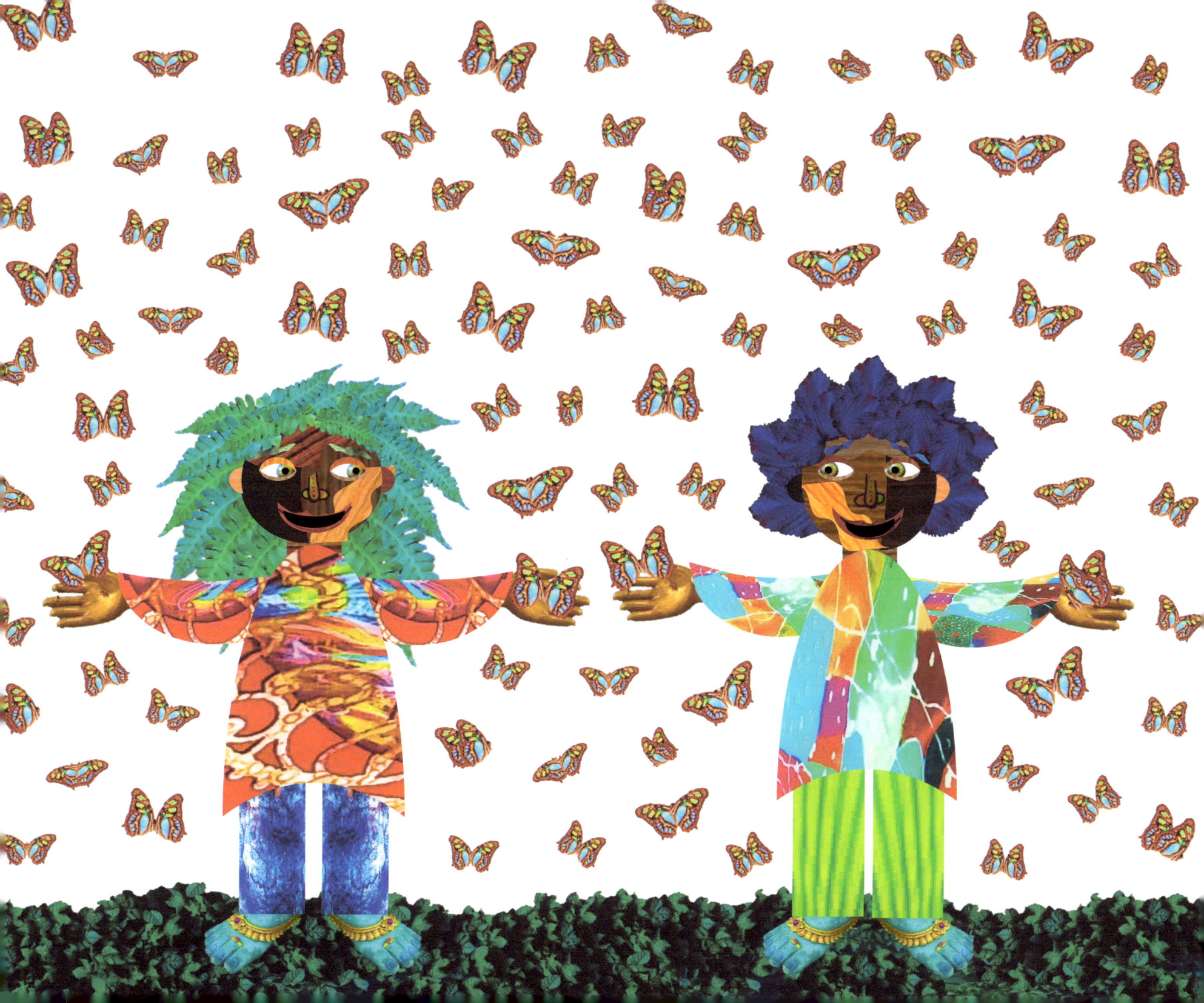

Los caminos que tomamos serán suaves y anchos.

Serán pavimentados con magia

y en las señales se leerá:

«*CREED*».

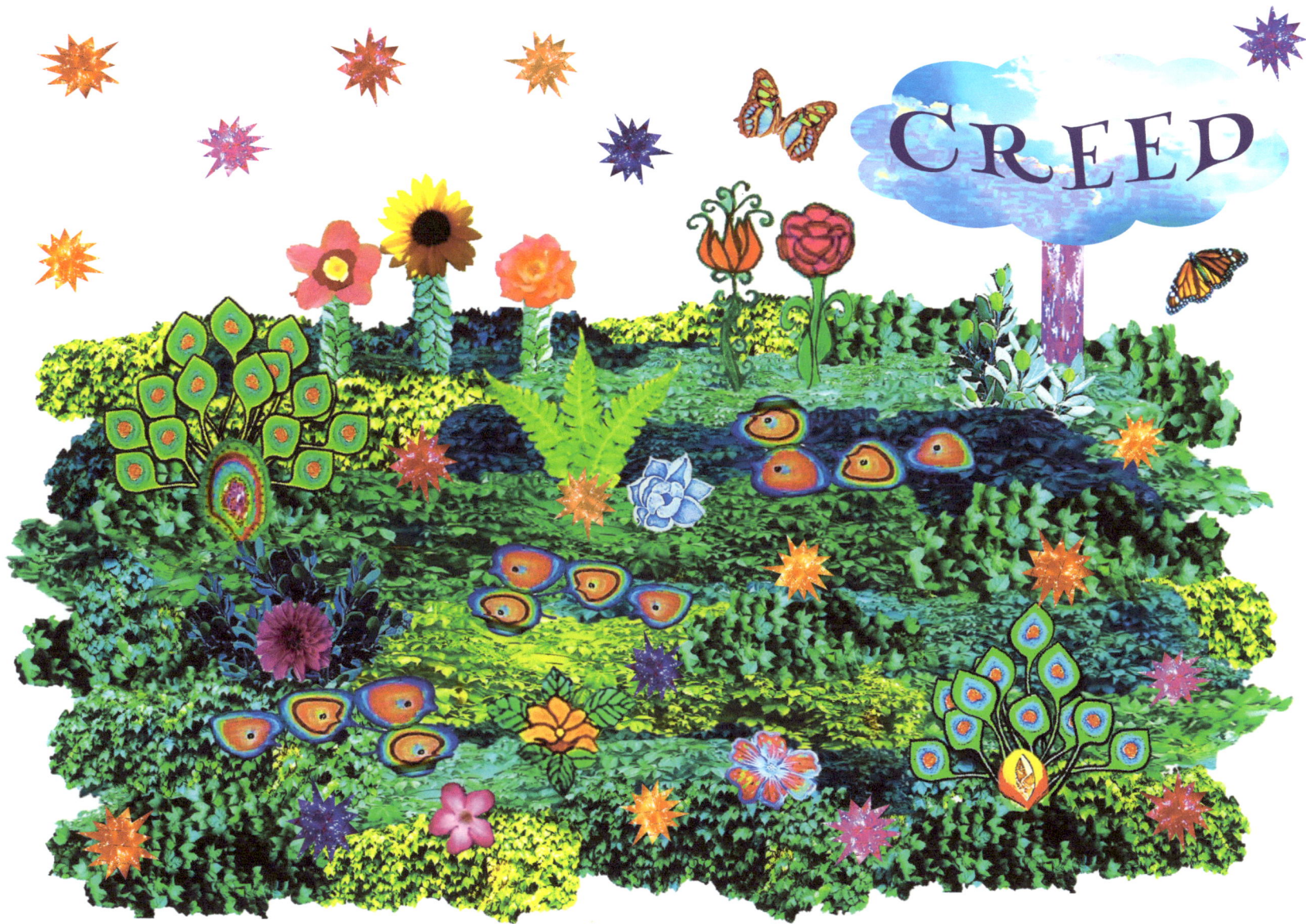
CREED

Nuestros pasos serán lentos
porque nuestro propósito estará claro:

escuchad y cantad.

Escuchad
hasta que
la rosa ya no necesite pedirnos
parar y contemplar,
porque su apremio y sabiduría
morarán en nuestros huesos.

UNA VIDA

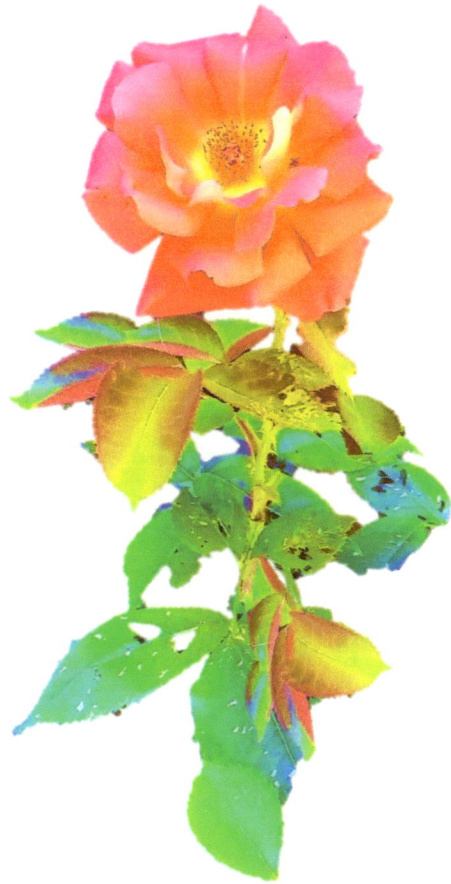

Escuchad
hasta que
ningún niño tenga que rogar para ser oído,
pues sus voces serán nuestra brújula.

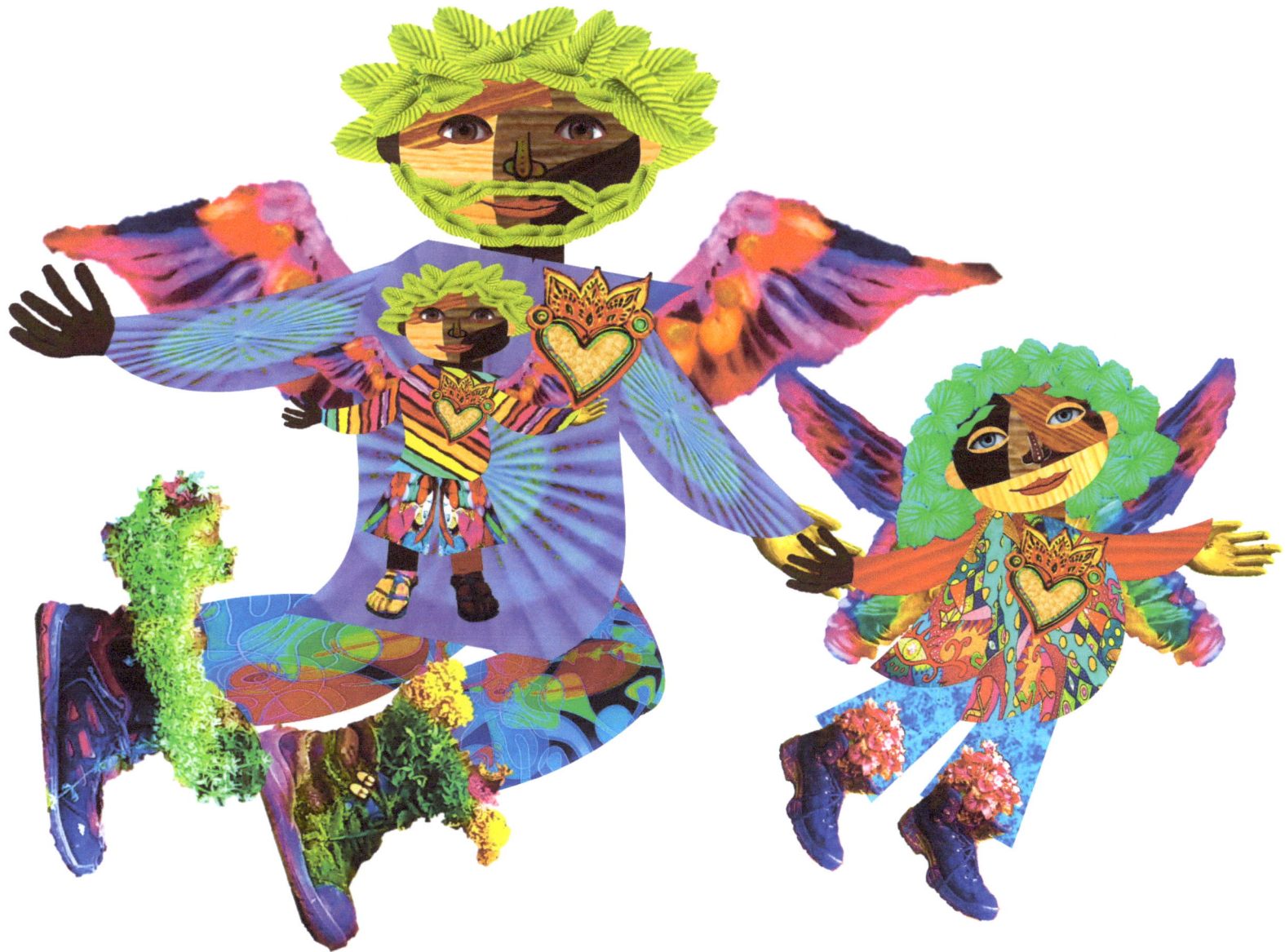

Cantad
odas a la alegría y canciones de amor,
con notas recogidas
de la cuna de la belleza,
del origen de la existencia:
la diferencia.

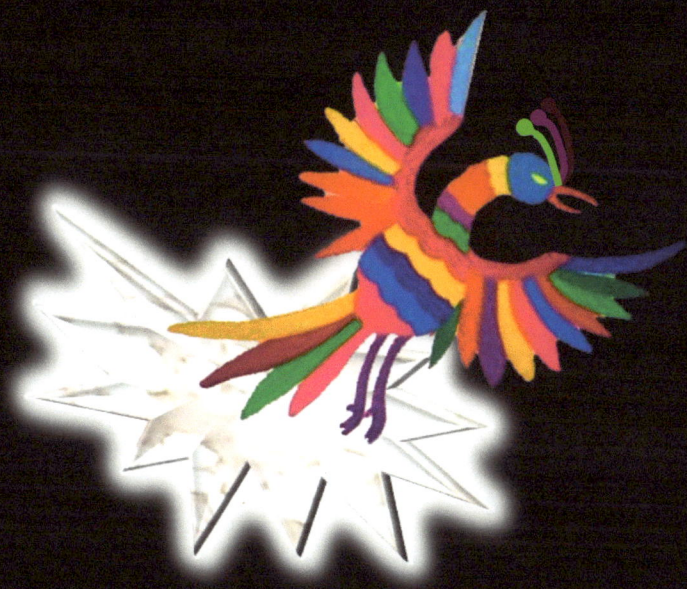

Cantad
salmos a la libertad
para que la paz reine dentro y fuera;
para que el poder sea el guardián de la justicia;
para que ningún ser entienda de cadenas;
para que no se tenga que luchar ninguna batalla para ser uno mismo.

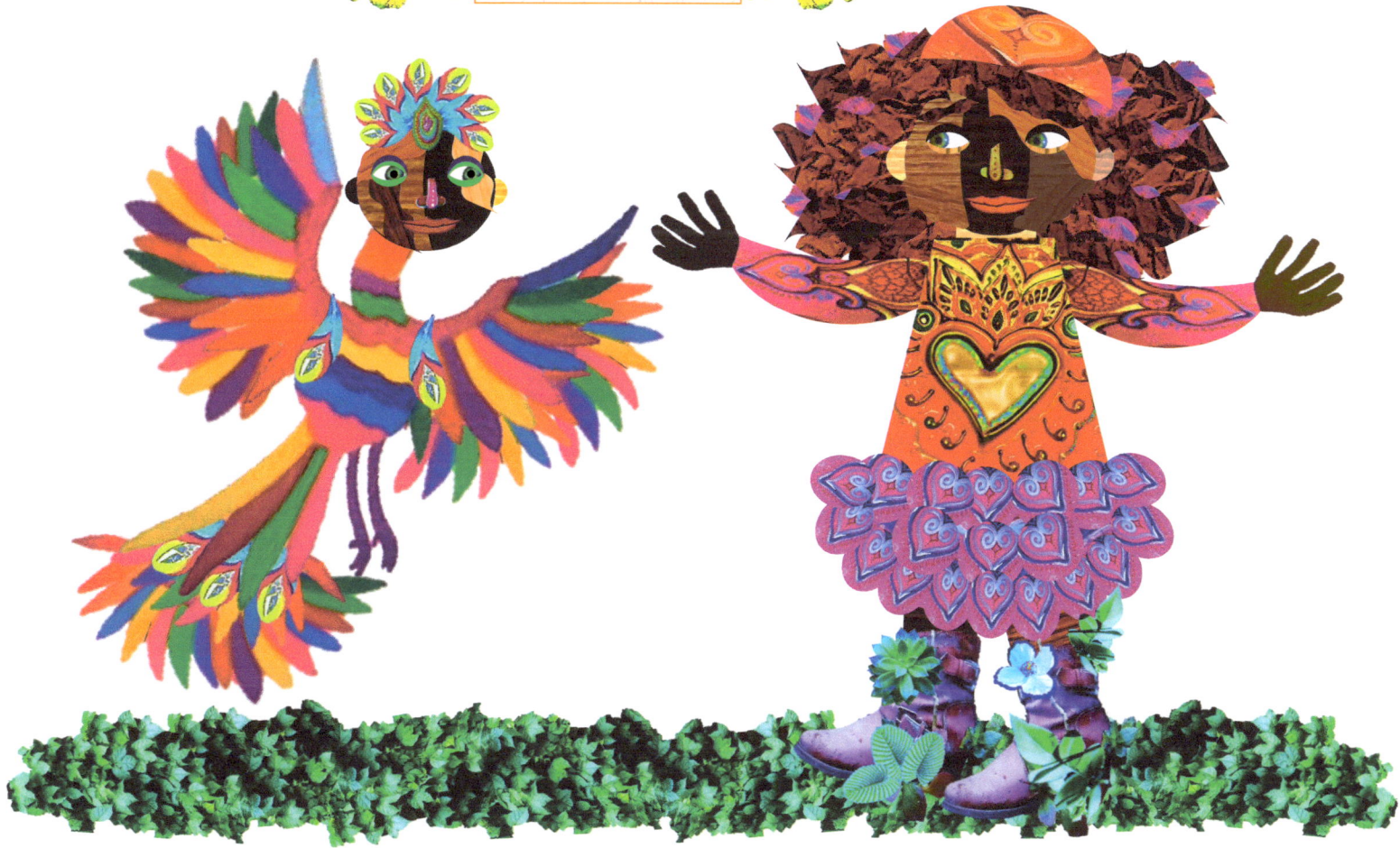

Nuestra comida nutrirá cuerpo y alma,
porque compartiremos el pan como hermanos
en círculos sagrados encima de la tierra,
y en mesas redondas que
han sido construidas por la igualdad y puestas por el respeto,
donde cada asiento indicará:
«*invitado de honor*».

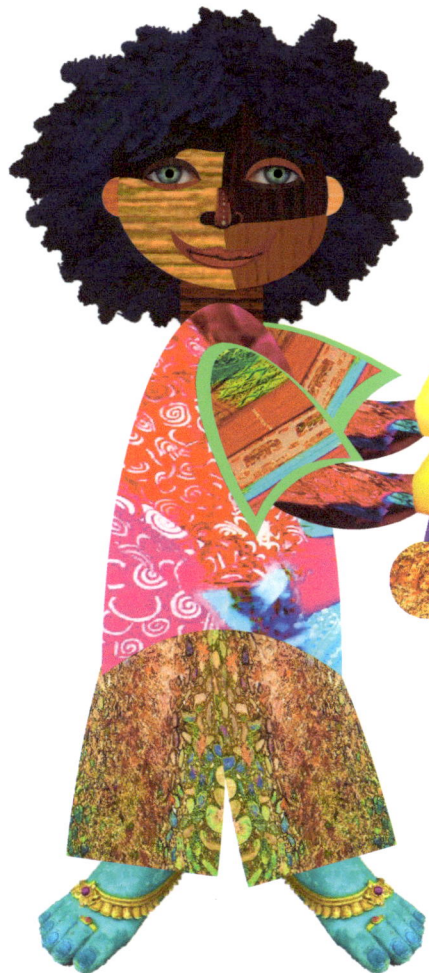

invitado de honor

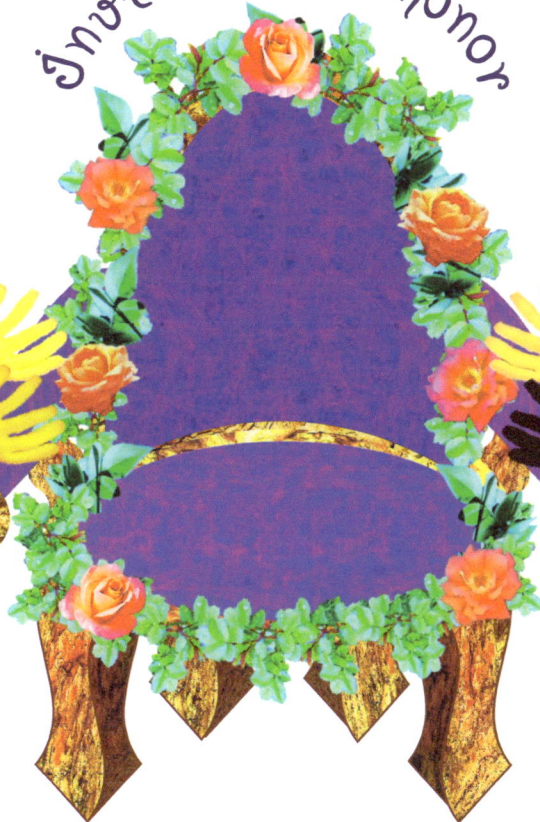

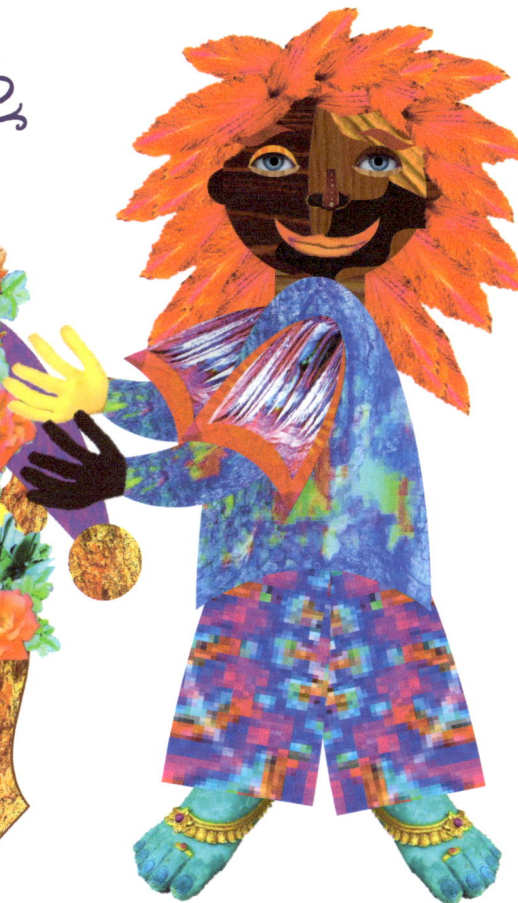

Los desconocidos cambiarán
soledad por amistad

y

máscaras por verdad.

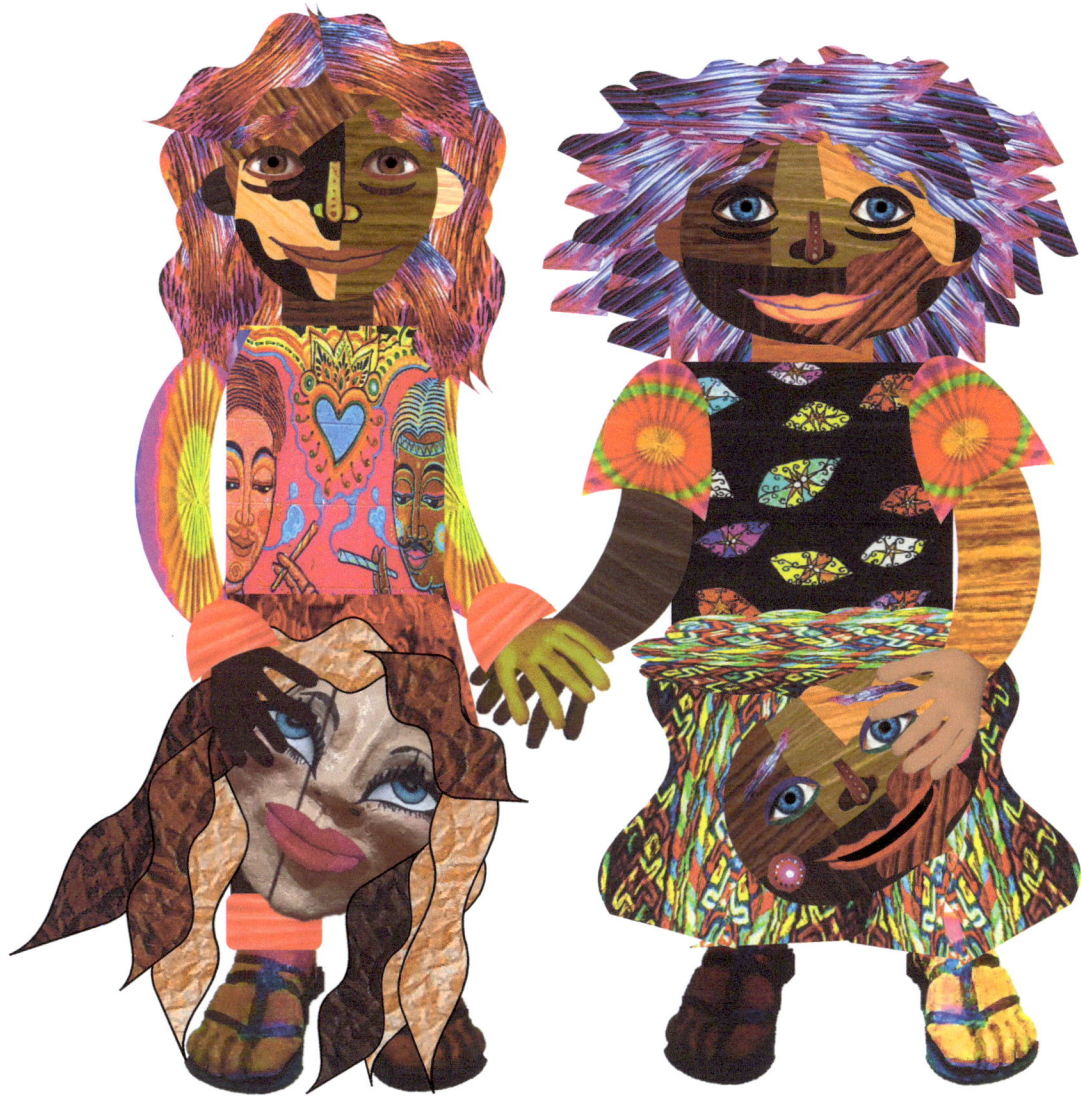

Y el miedo alabará a la vulnerabilidad:
«No solo tenías valentía sino también razón».

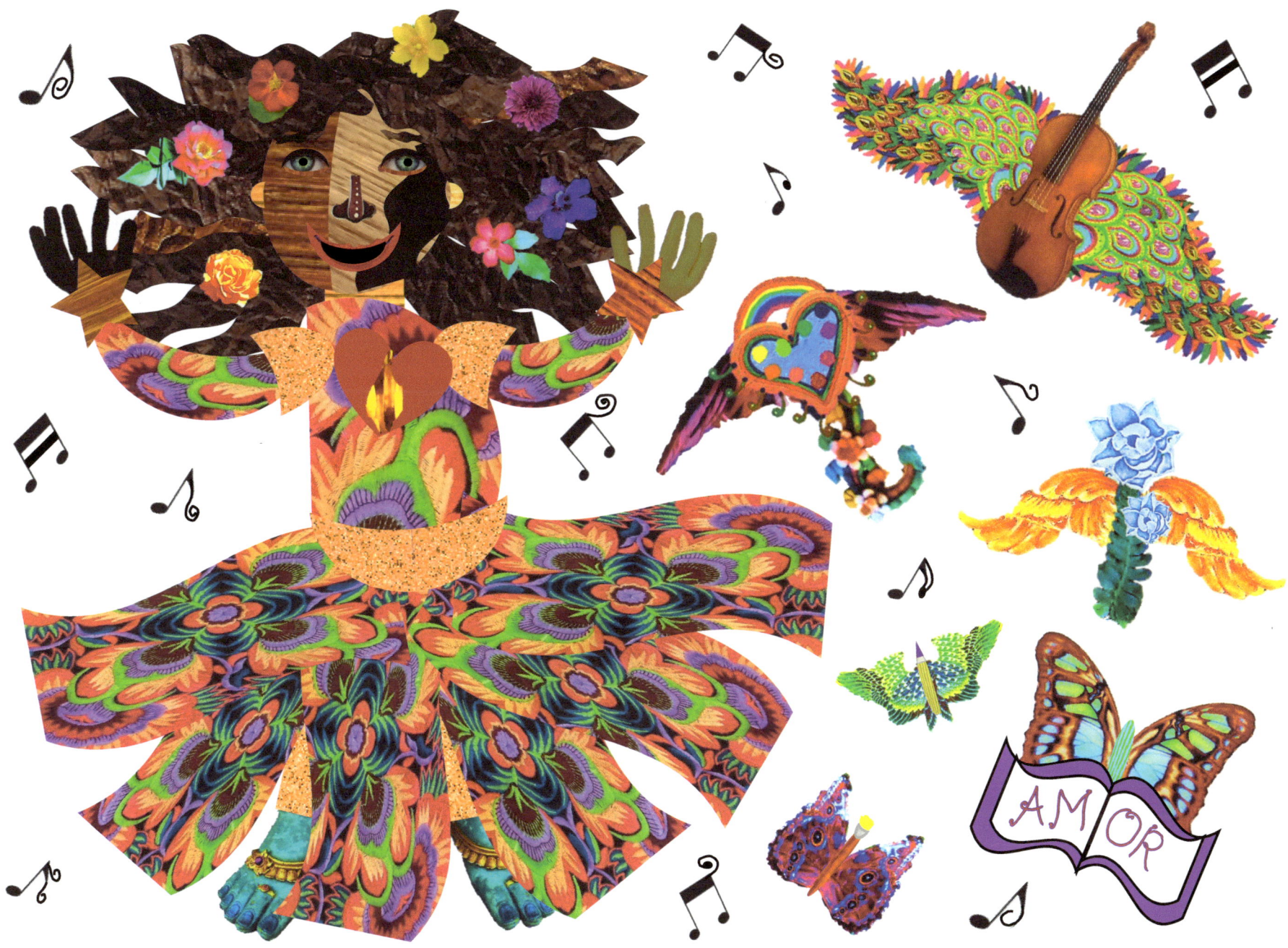

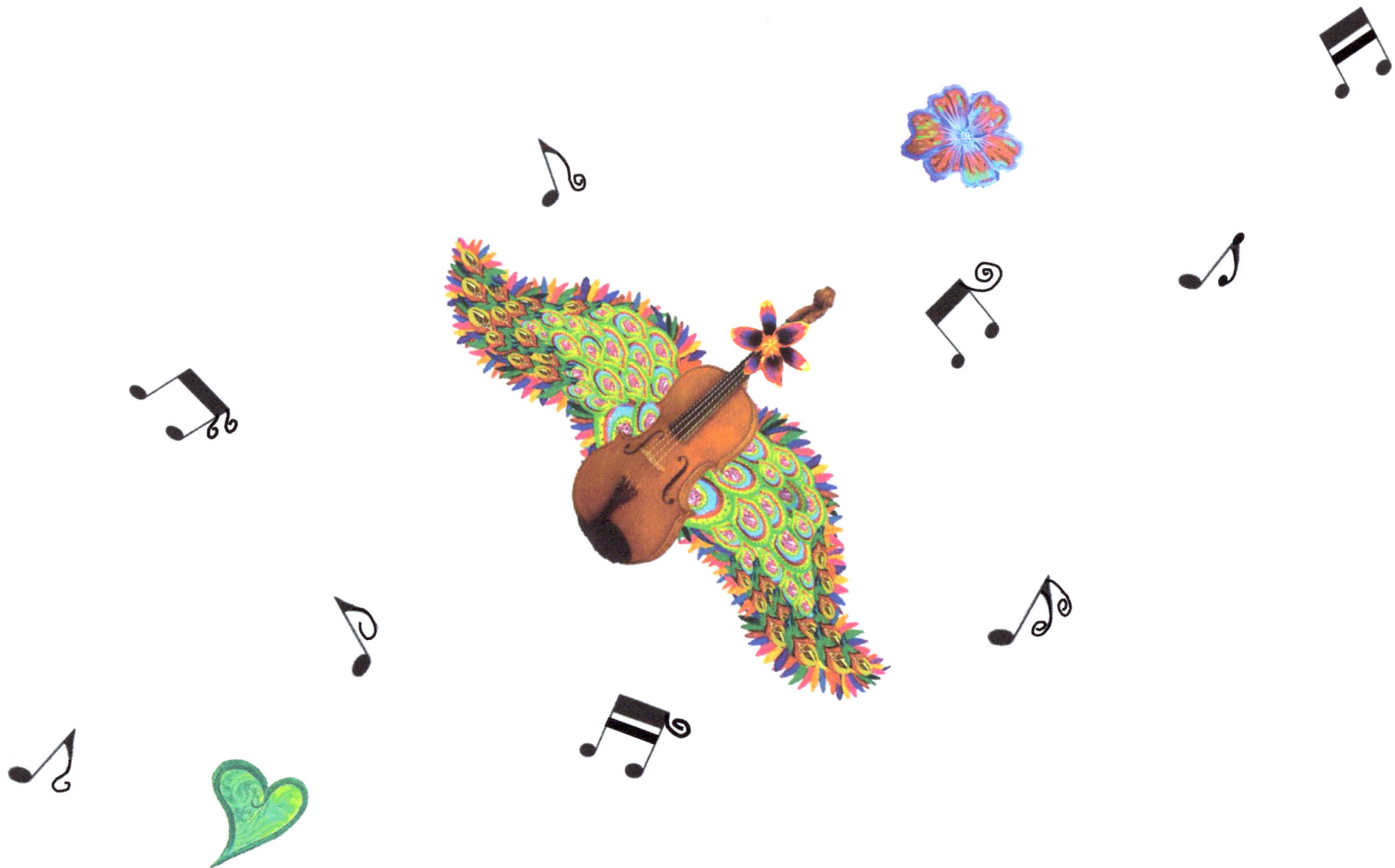

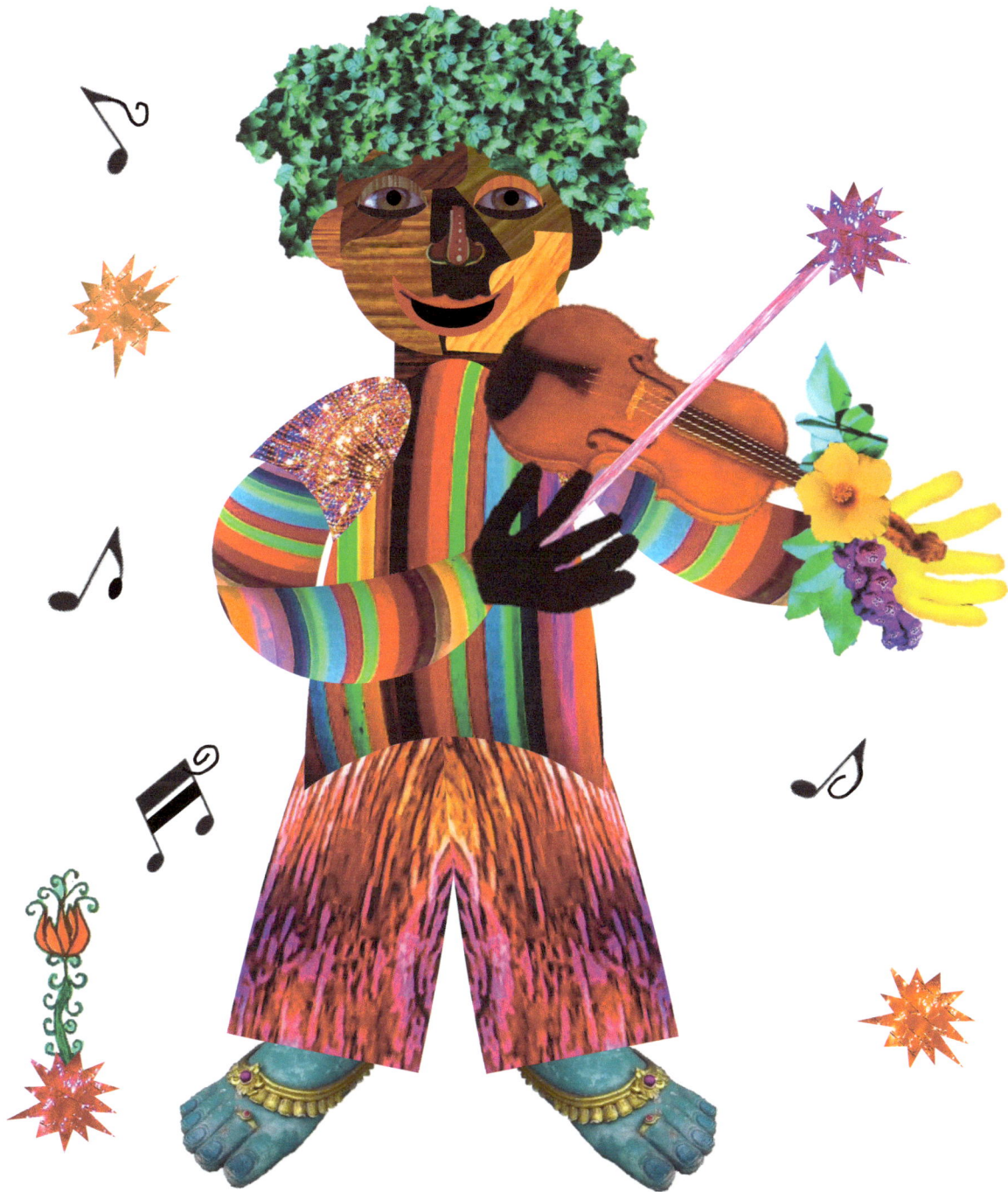

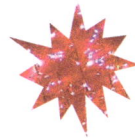

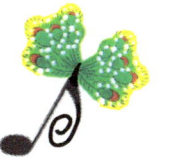

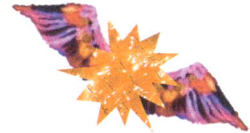

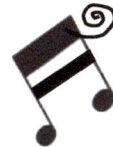

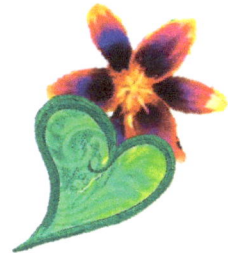

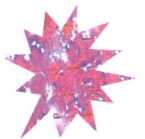

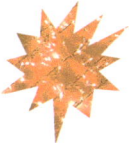

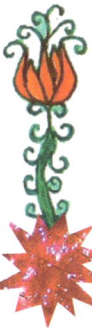

Comeremos frutas dulces,
respetaremos los ríos,
valoraremos a los insectos y animales,
y la tierra sentirá rodillas,
manos y veneración
mientras nos postramos agradecidos
por su generosidad.

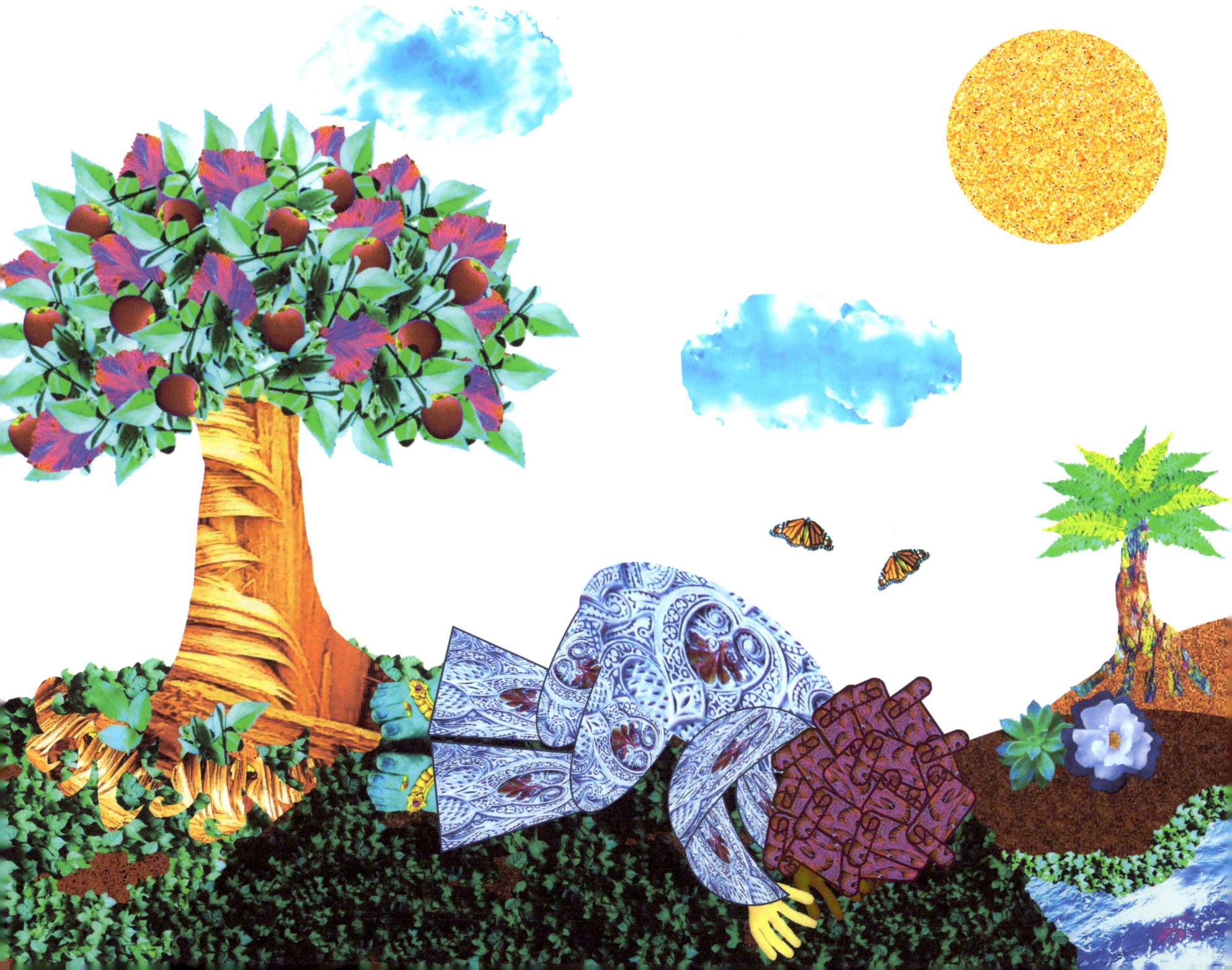

Aprenderemos la mayor lección del planeta:
cómo compartir en vez de poseer.

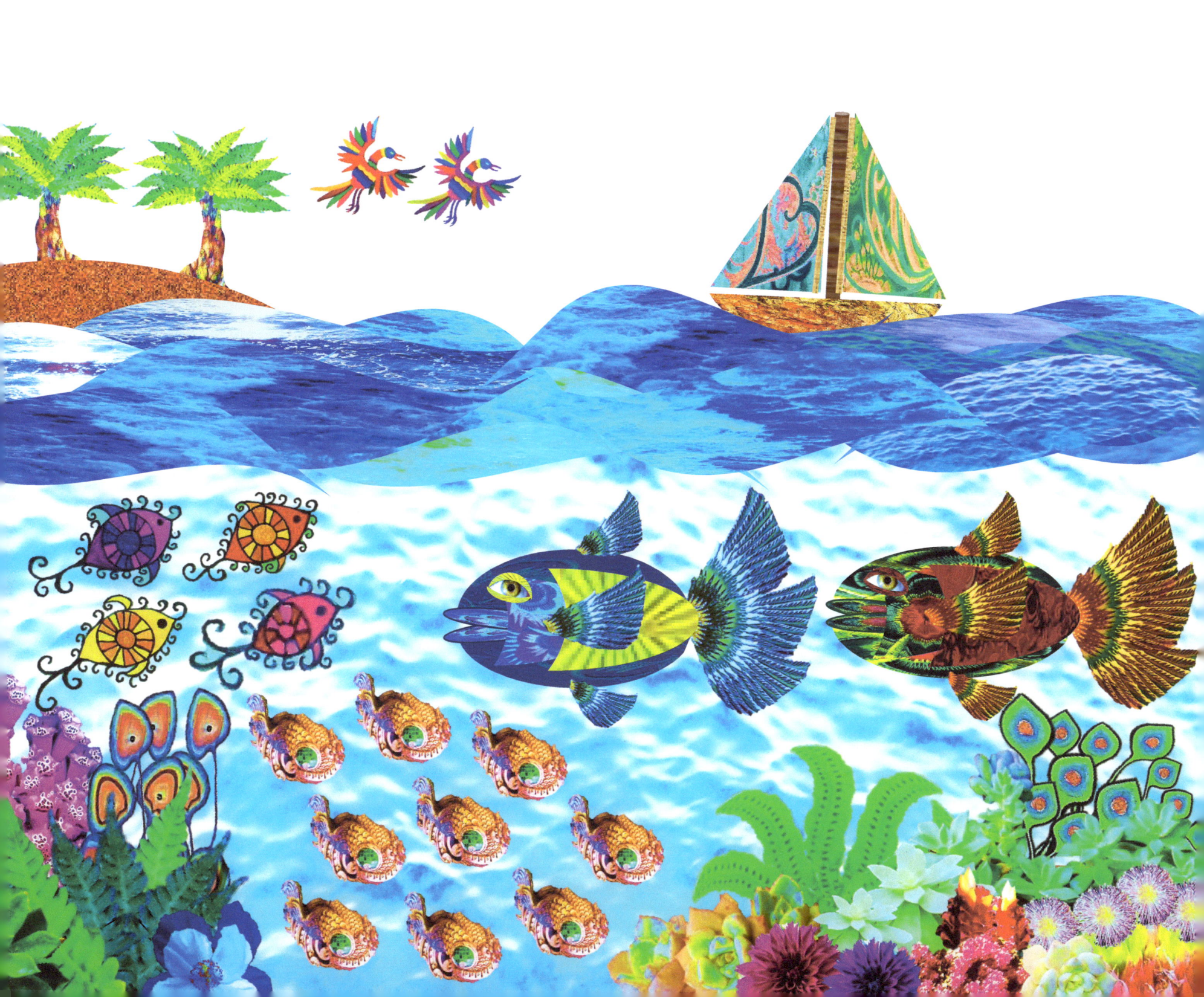

Juraremos lealtad a la unidad.

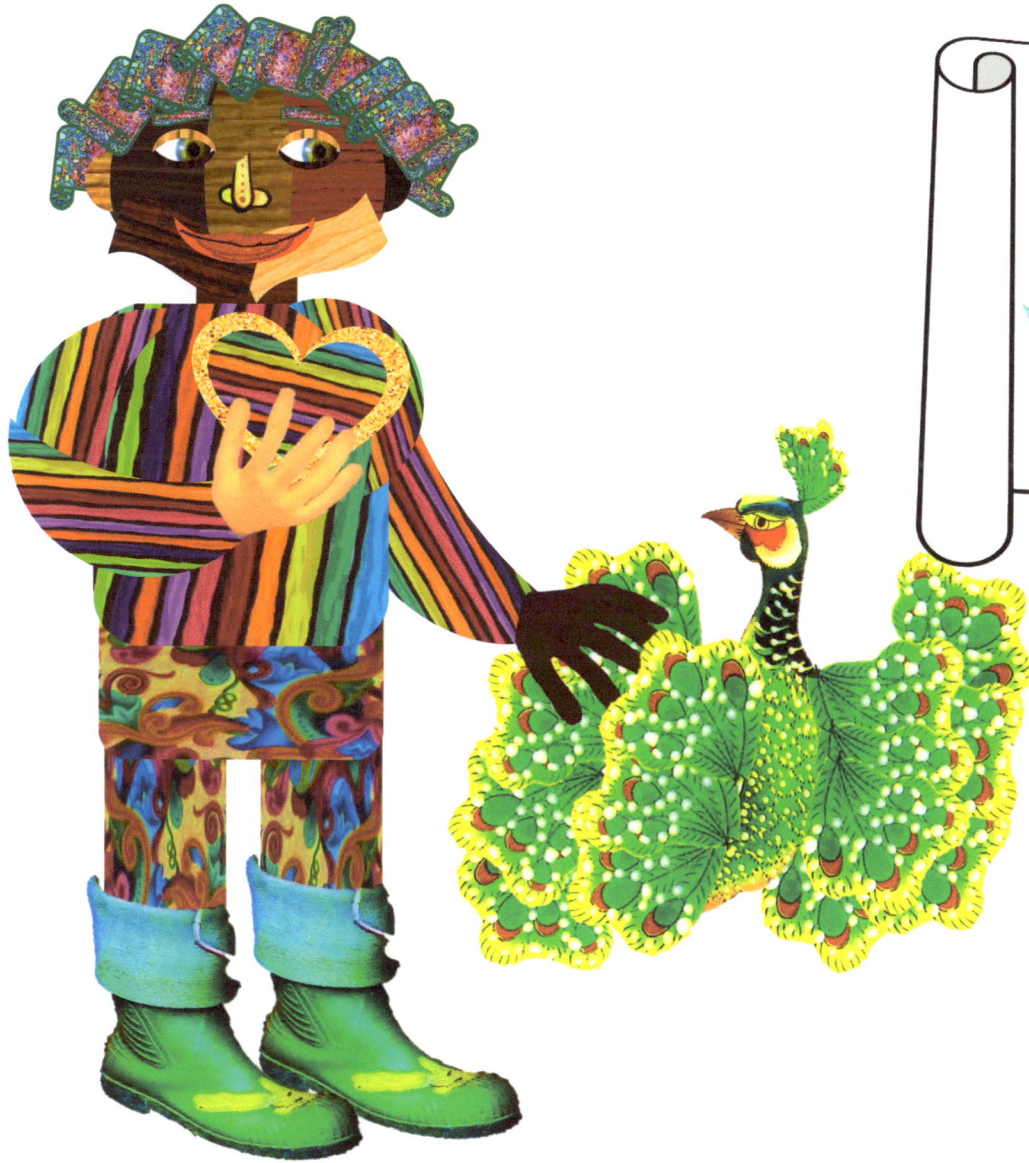

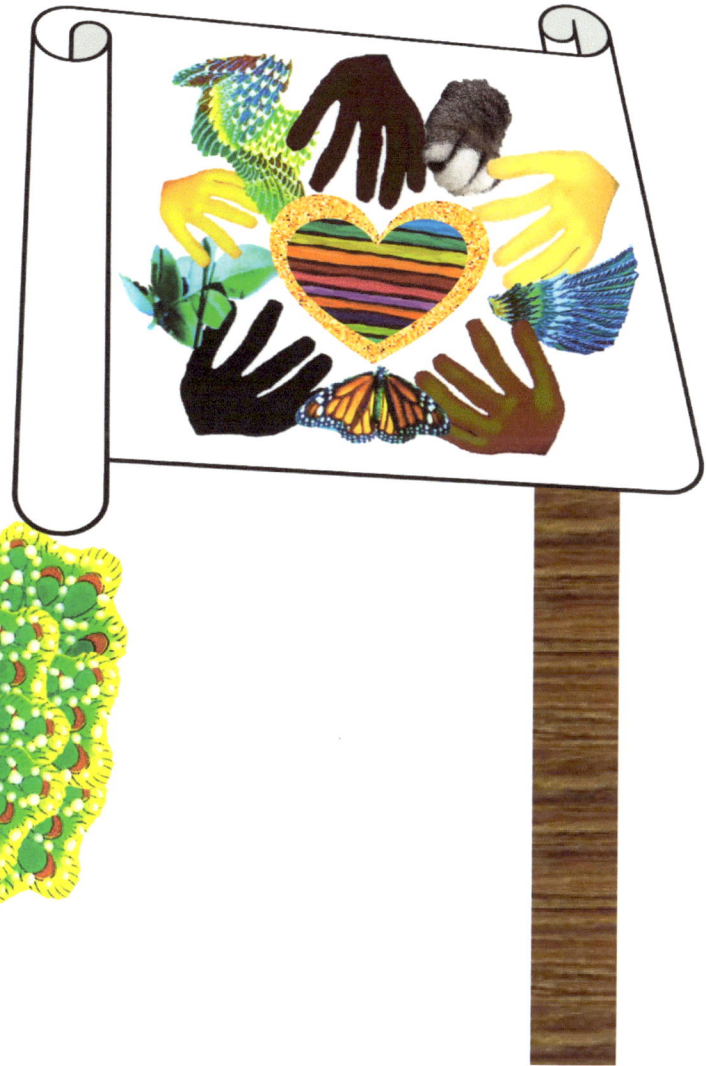

Recordaremos
con ternura
a los de corazones tiernos.

Dabas...

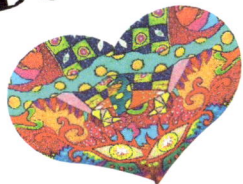

Estoy agradecido.

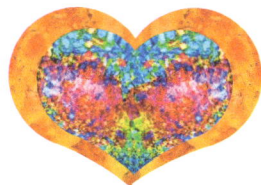

Eras...

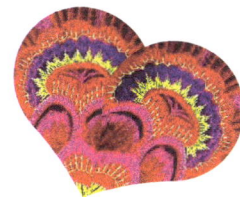

Recuerdo como tú...

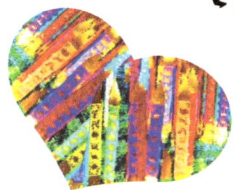

Estoy agradecido de que tú...

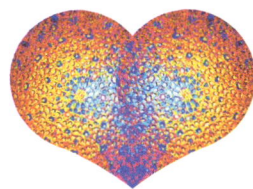

Recuerdo cuando nosotros...

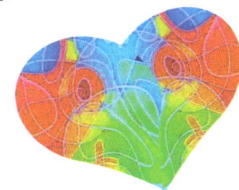

Siempre estás conmigo.

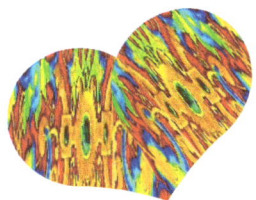

Estoy agradecido de que nosotros...

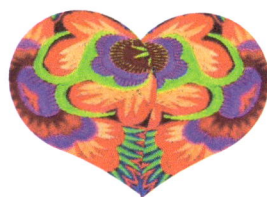

Siempre estoy contigo.

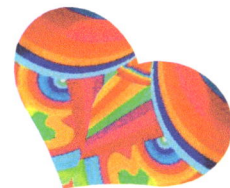

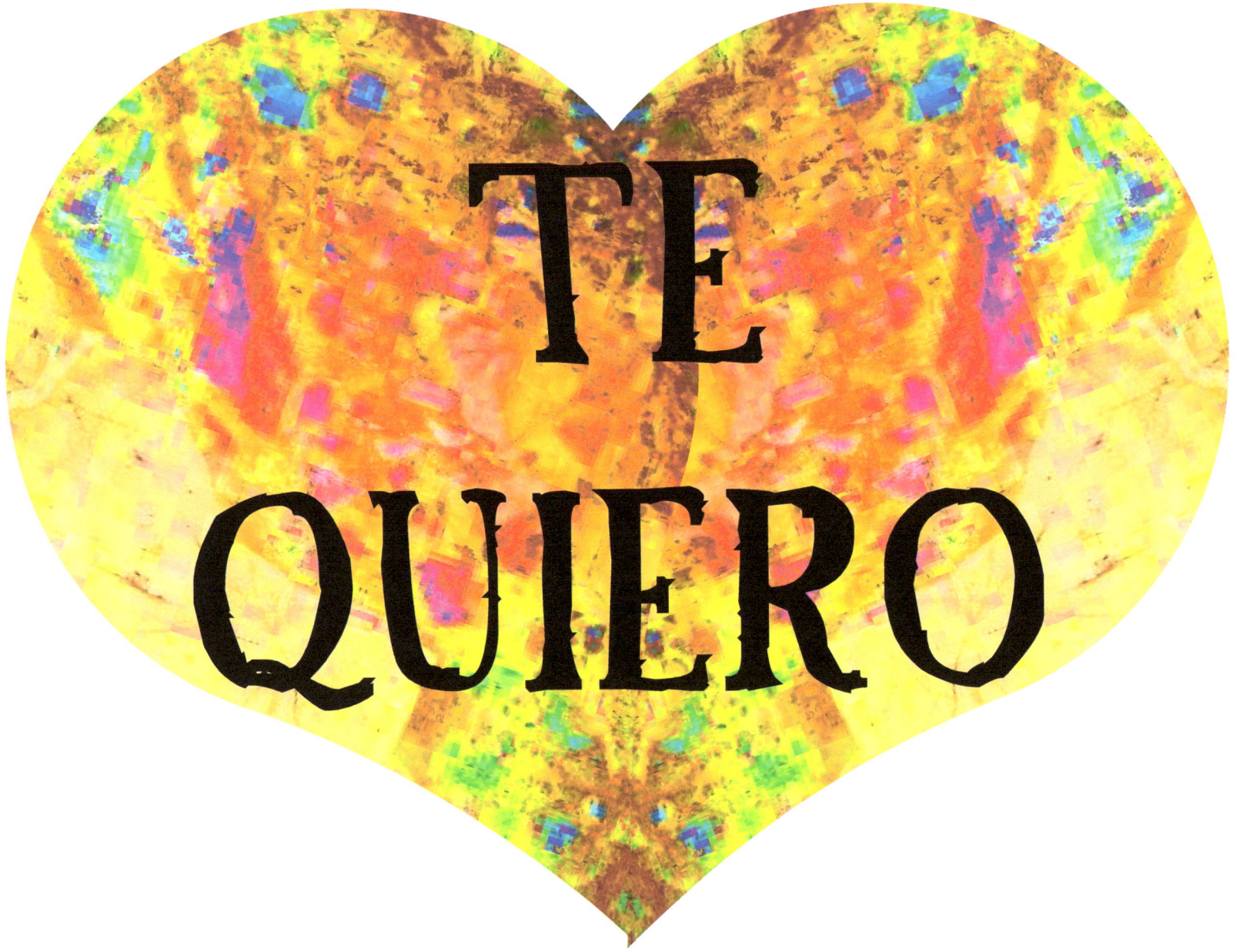

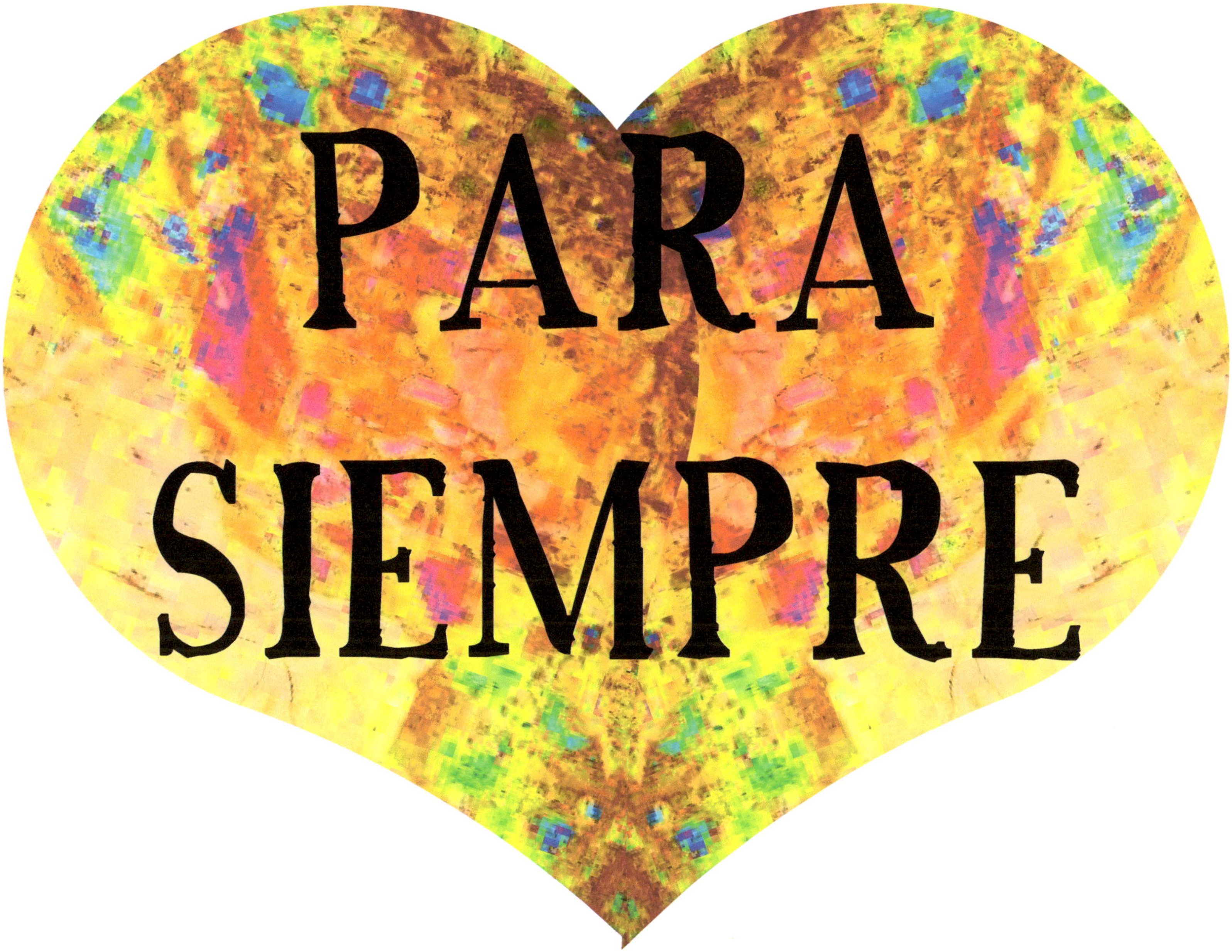
PARA
SIEMPRE

La curación no significará esperanza sino certeza
y reemplazará al estigma
mientras recuperamos nuestro título de maestra

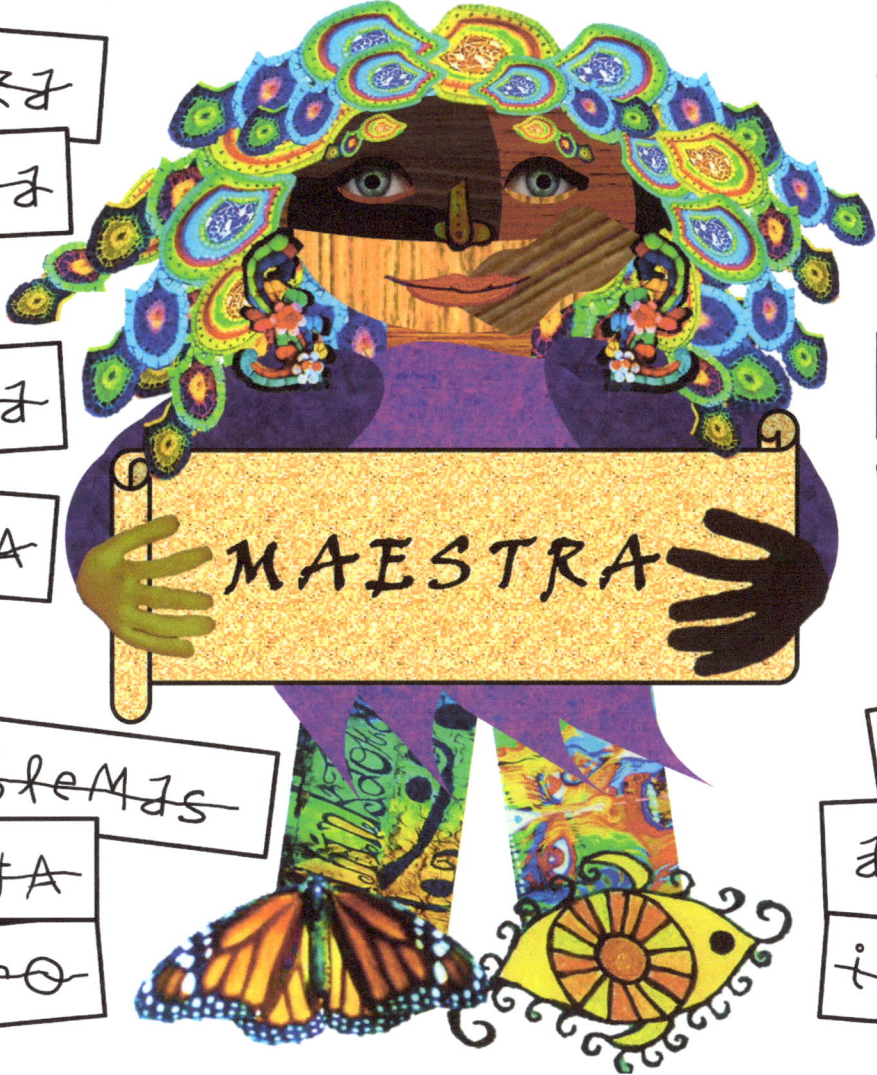

y compartiremos con estudiantes agradecidos
cómo es ver a través de nuestros ojos.

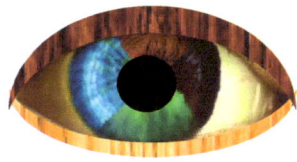

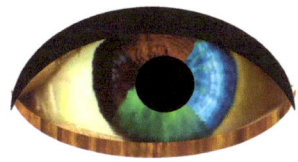

Nosotros, que hemos sobrevivido en los márgenes

¡Bienvenidos!
¡Comida,
hogares,
ropa
y
amistad
para los que
parezcan,
se comporten,
hablen
y
piensen
como nosotros!
Necesario
tener
documentación.

y, en el precipicio del abismo,

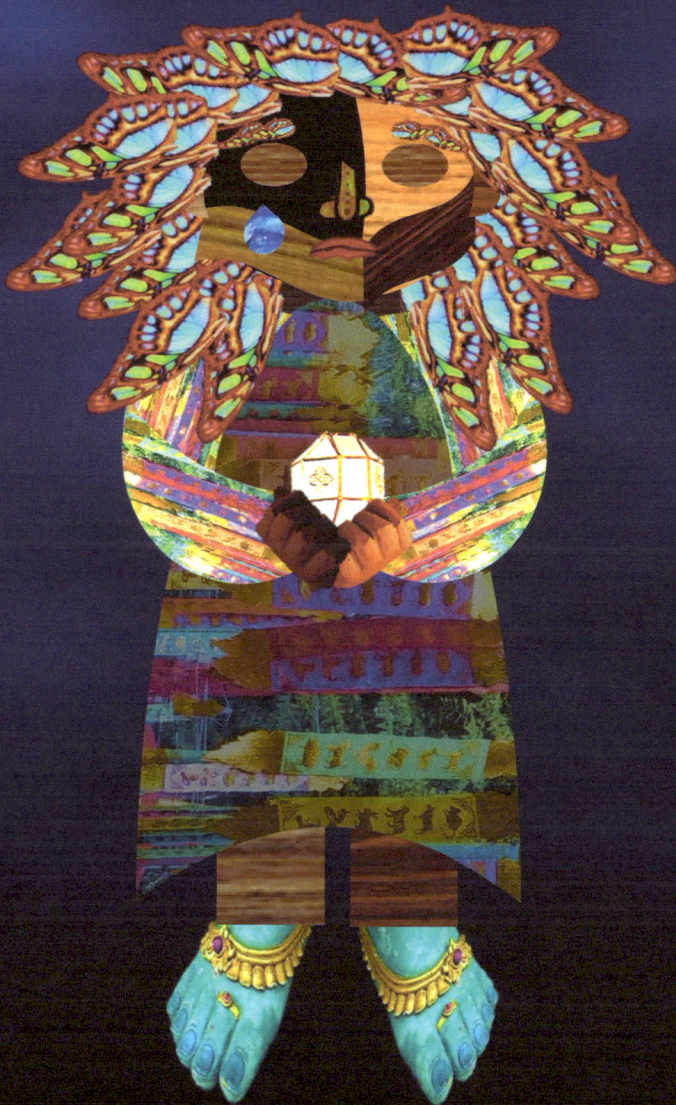

nos volverán a ofrecer una calurosa bienvenida

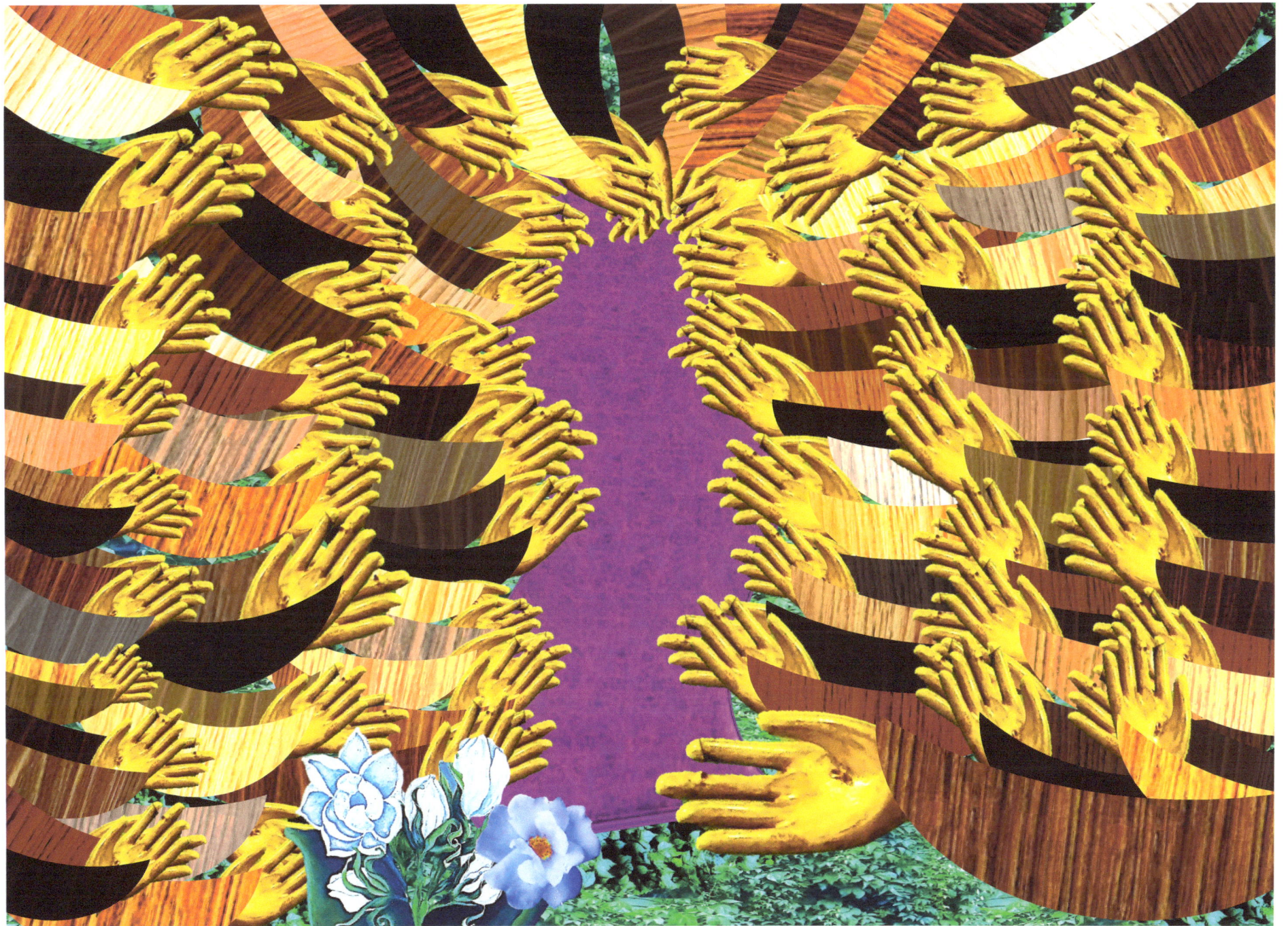

a nuestro verdadero hogar:
la unión con TODO.

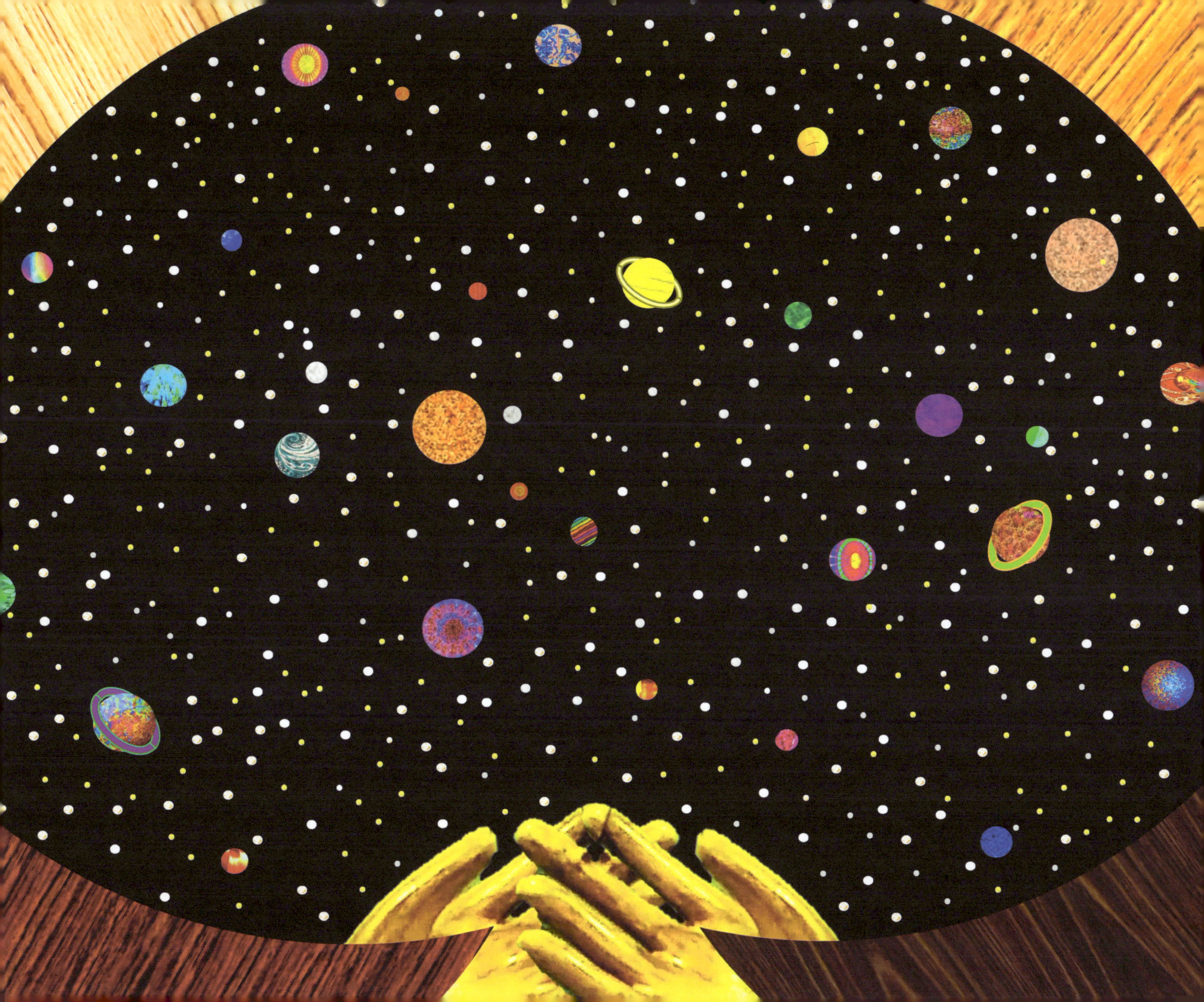

Y las cicatrices echarán la vista atrás a sus antepasados
con el conocimiento
de que las heridas representan el origen
al que nunca volverán.

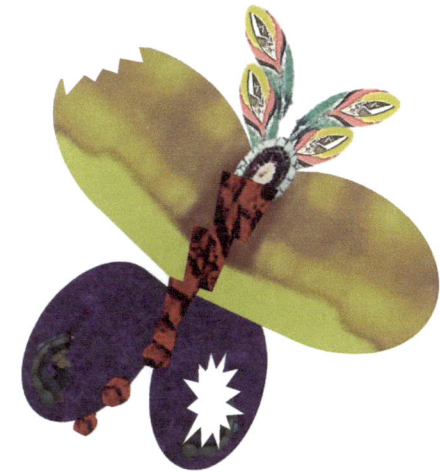

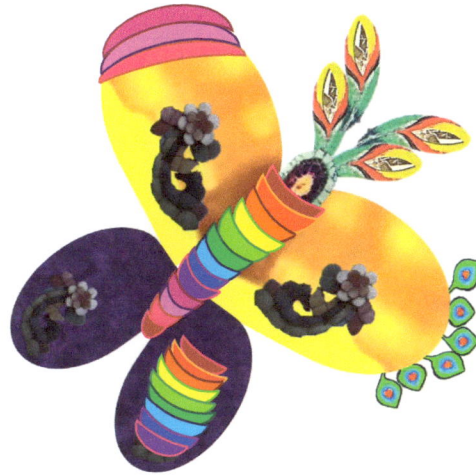

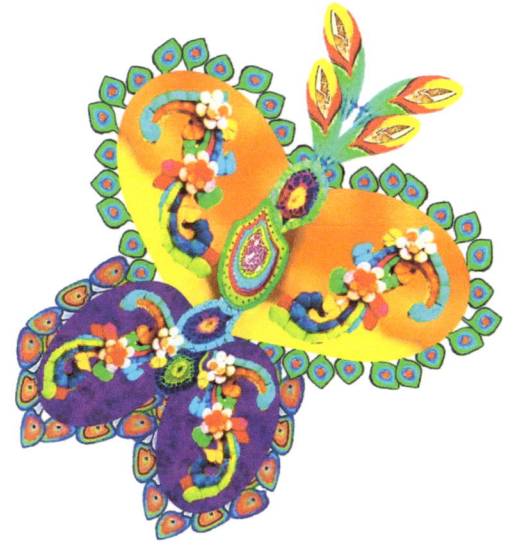

*La nueva normalidad.*

Palabras que me hacen soñar.
Y, si estos sueños me acompañan,
del letargo a la vigilia,
haré con mi vida lo que
todos los dragones liberados hacen con las suyas:
guiaré mi vuelo con mi fuego.

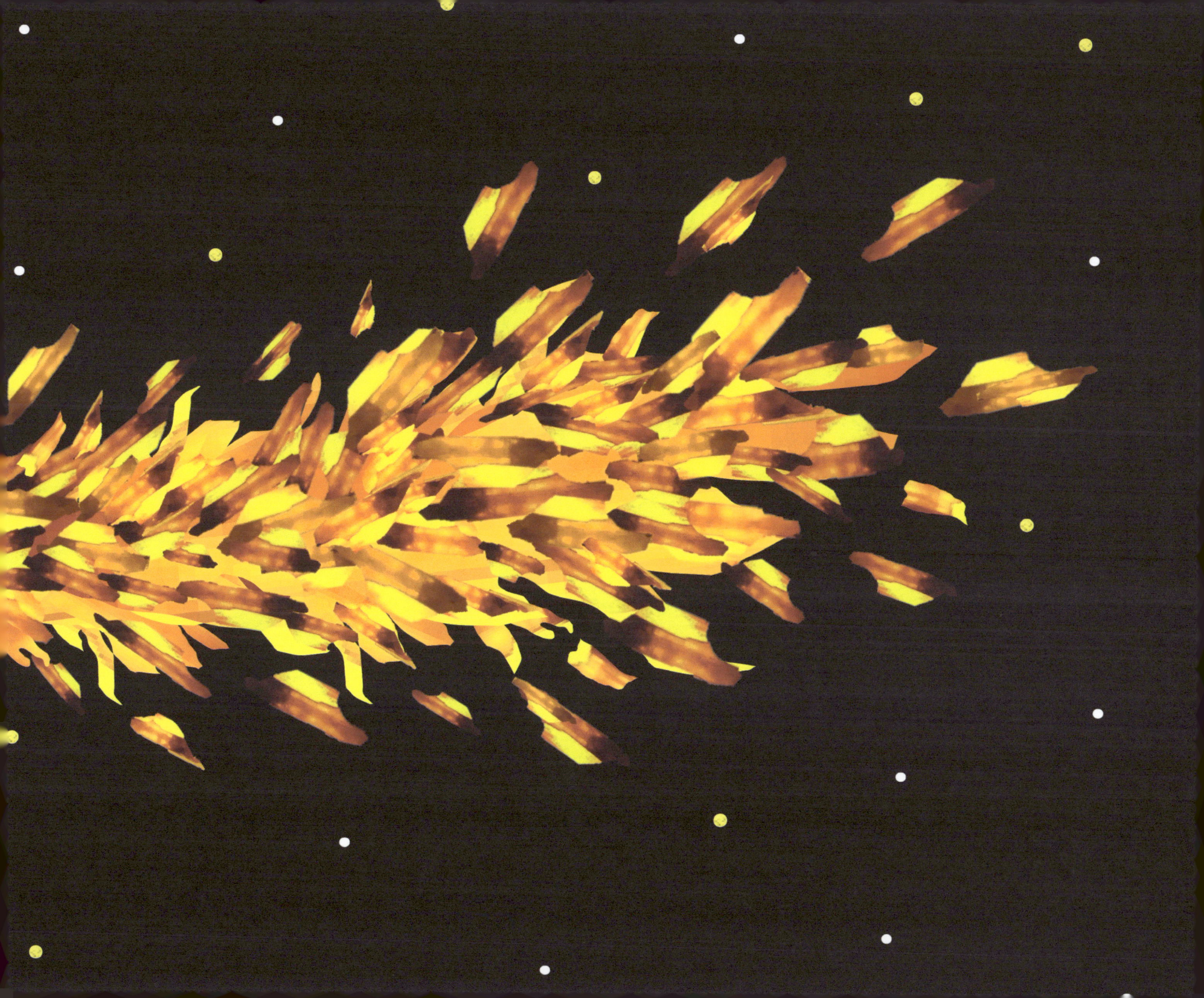

Seré la prueba de que se pueden reparar las alas.

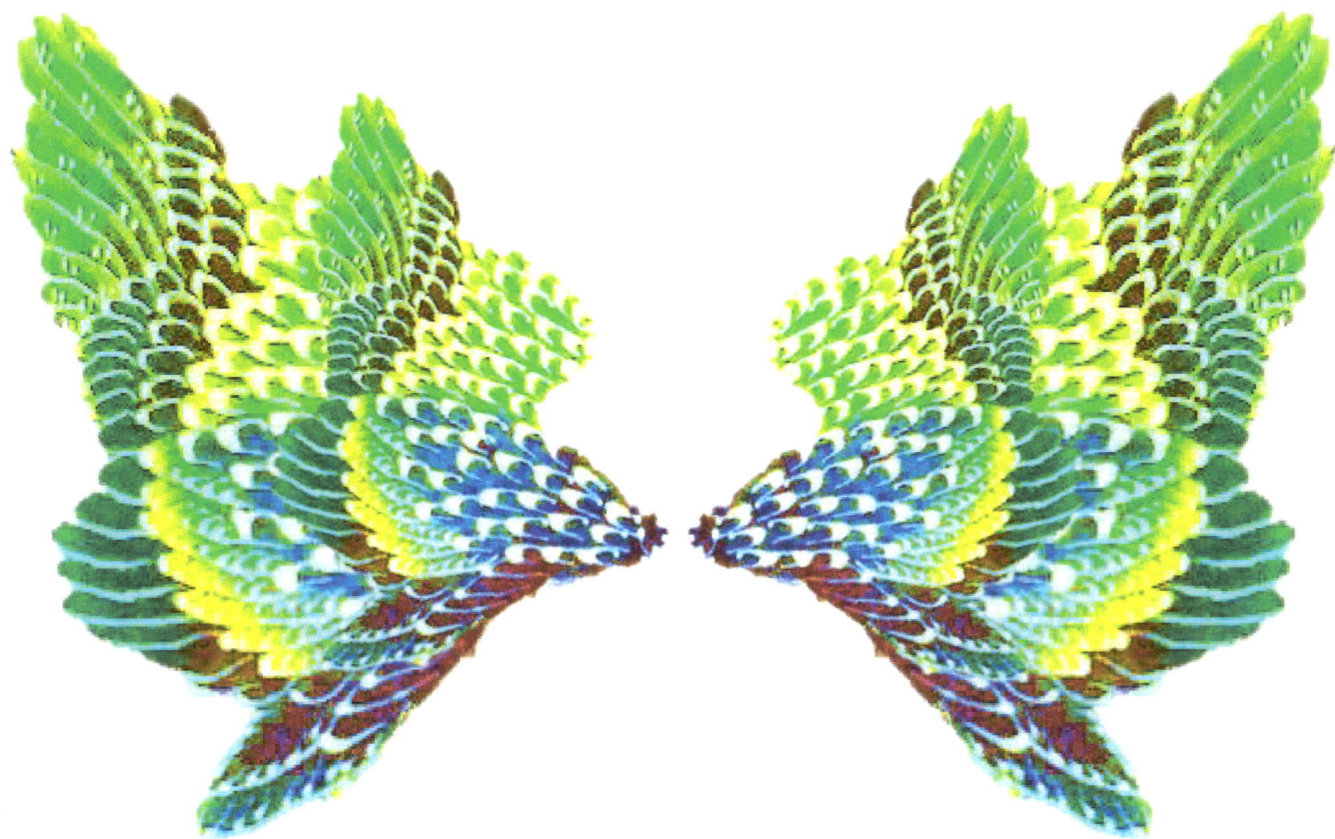

Reduciré a cenizas
todas las mentiras estipuladas en las leyes.

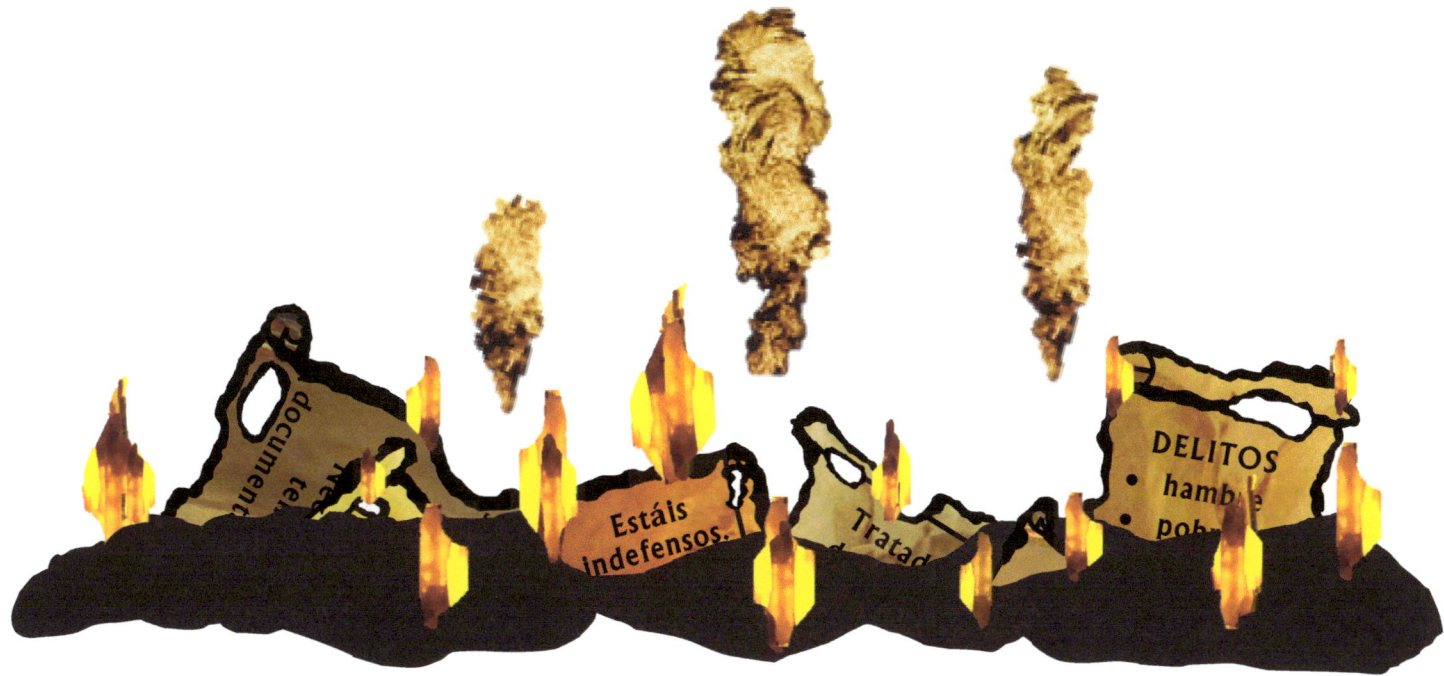

documento

Estáis
Indefensos.

Tratad

DELITOS
- hamb
- pobr

Seré parte de la creación de algo mejor.

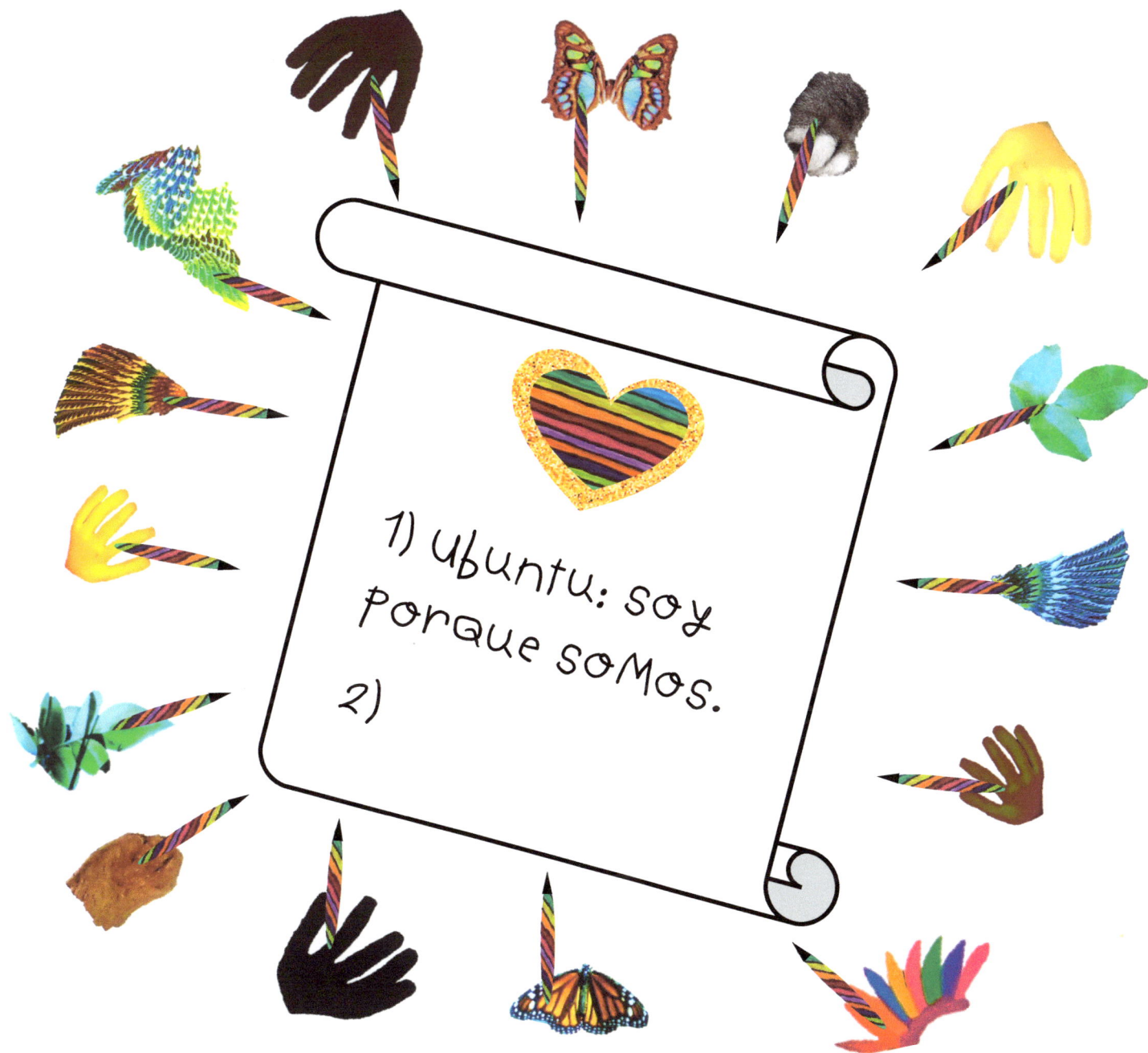

1) ubuntu: soy porque somos.

2)

Volaré y rugiré la palabra
«*ORGULLO*»
cuando todas las luces celestiales brillen
al borde de la noche y en la cúspide del día,
para que mis benditos liberadores y antiguos opresores
puedan ver mi vuelta de la victoria.

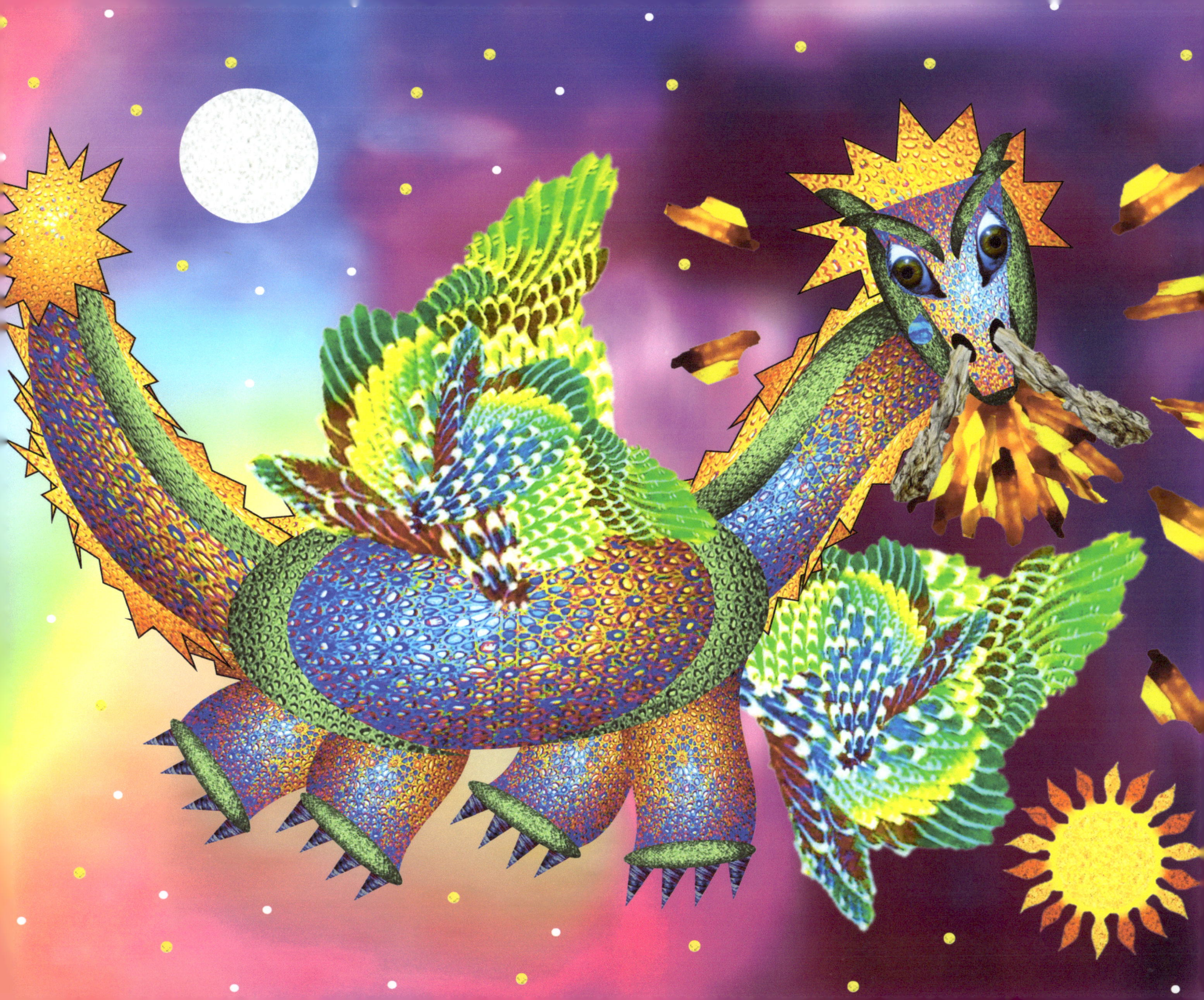

Y las nubes se fundirán con
mis letras de humo escritas en el cielo,
y el sol, la luna y las estrellas
iluminarán todas y cada una de ellas,
para que los corazones más tímidos y
las almas más magulladas
puedan leer nuestra palabra inmensa y clara:

ORGULLO

Una restauración de la verdad.
Una vuelta a la cordura y a las canciones.
Un grito unánime.
Y un recordatorio
para los que no creen que
sean merecedores.

Luego me sumaré a mis compañeros en el vuelo
mientras canto:

«Una vida radiante reluce delante de mí
porque he renacido».

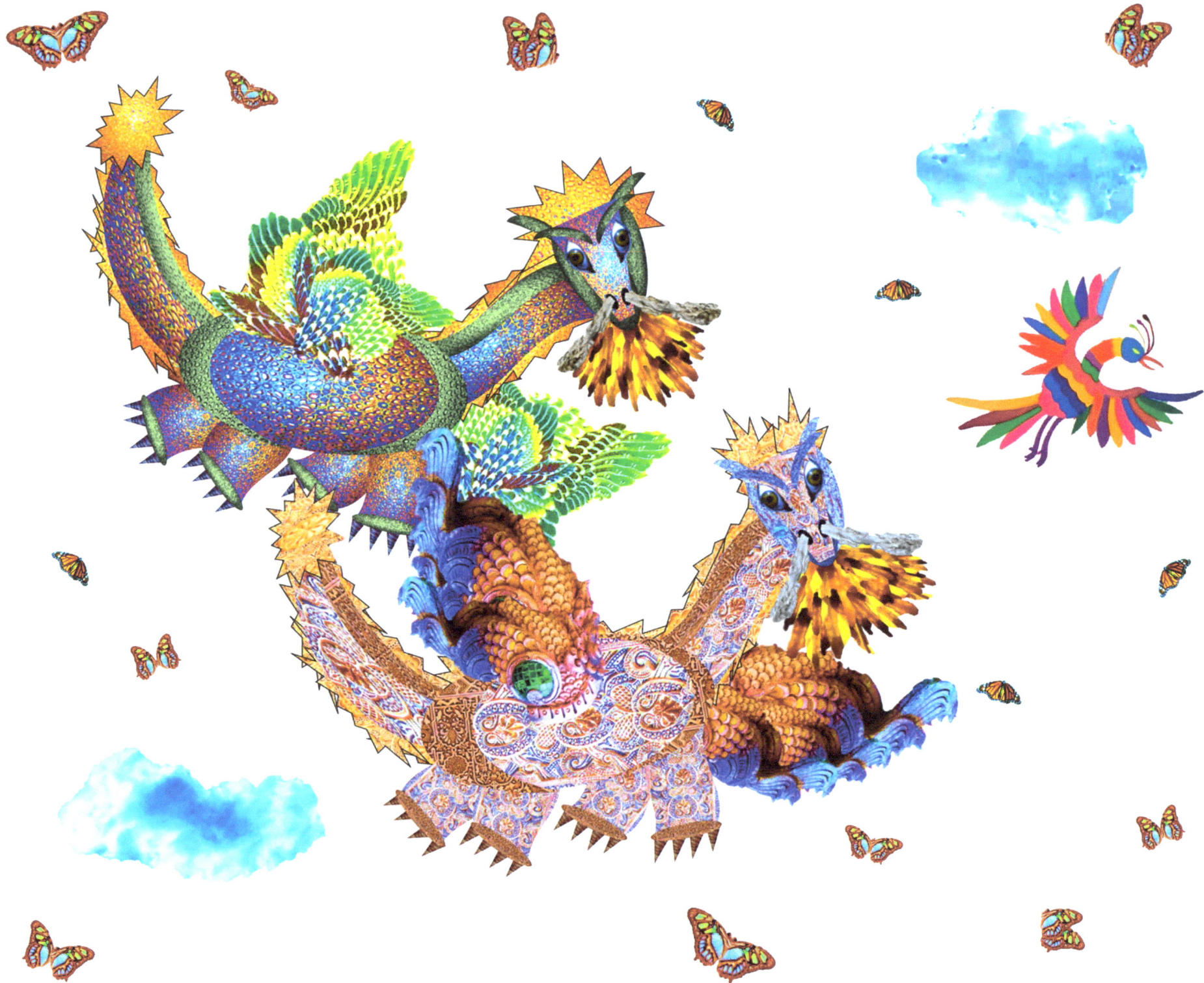

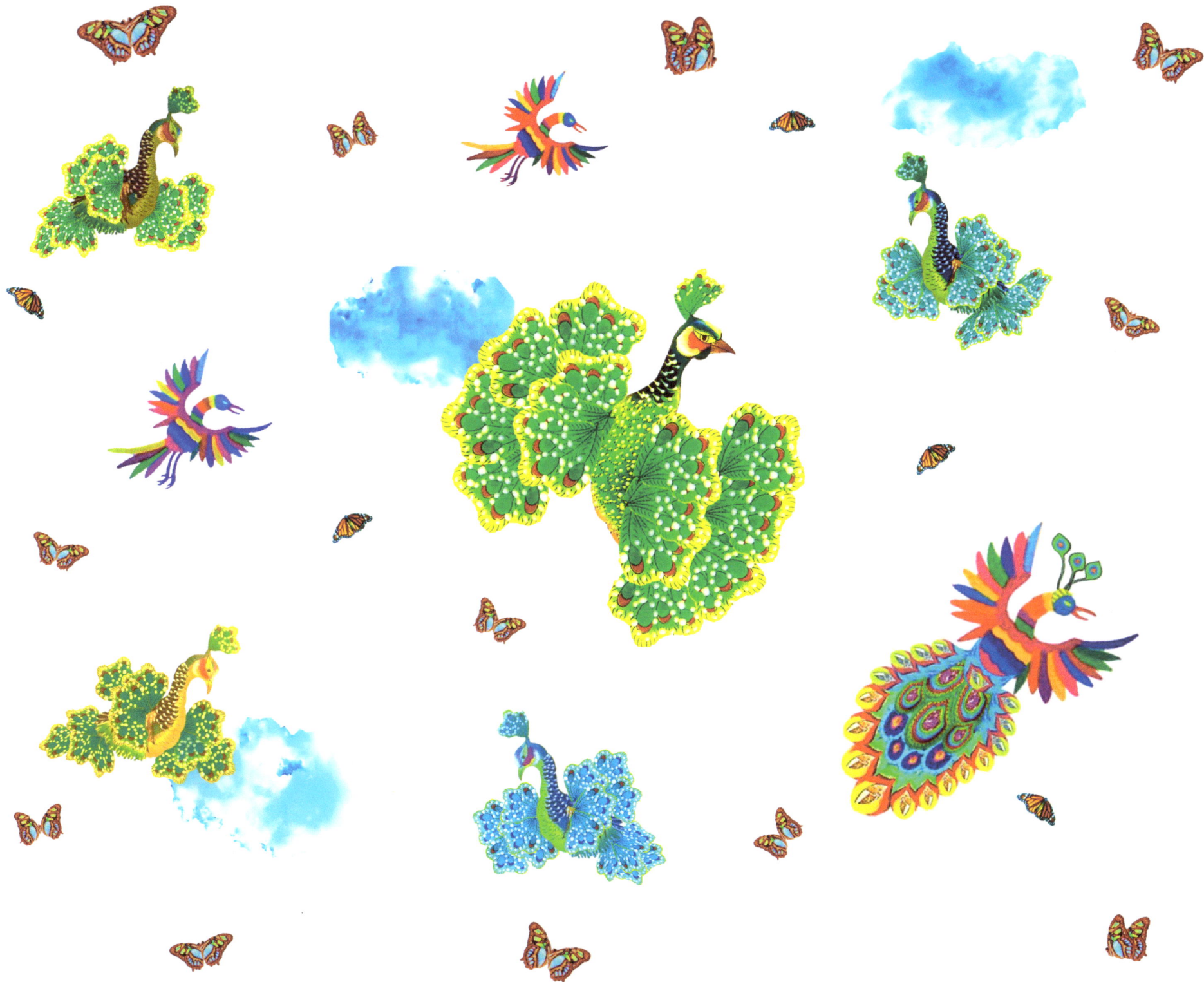

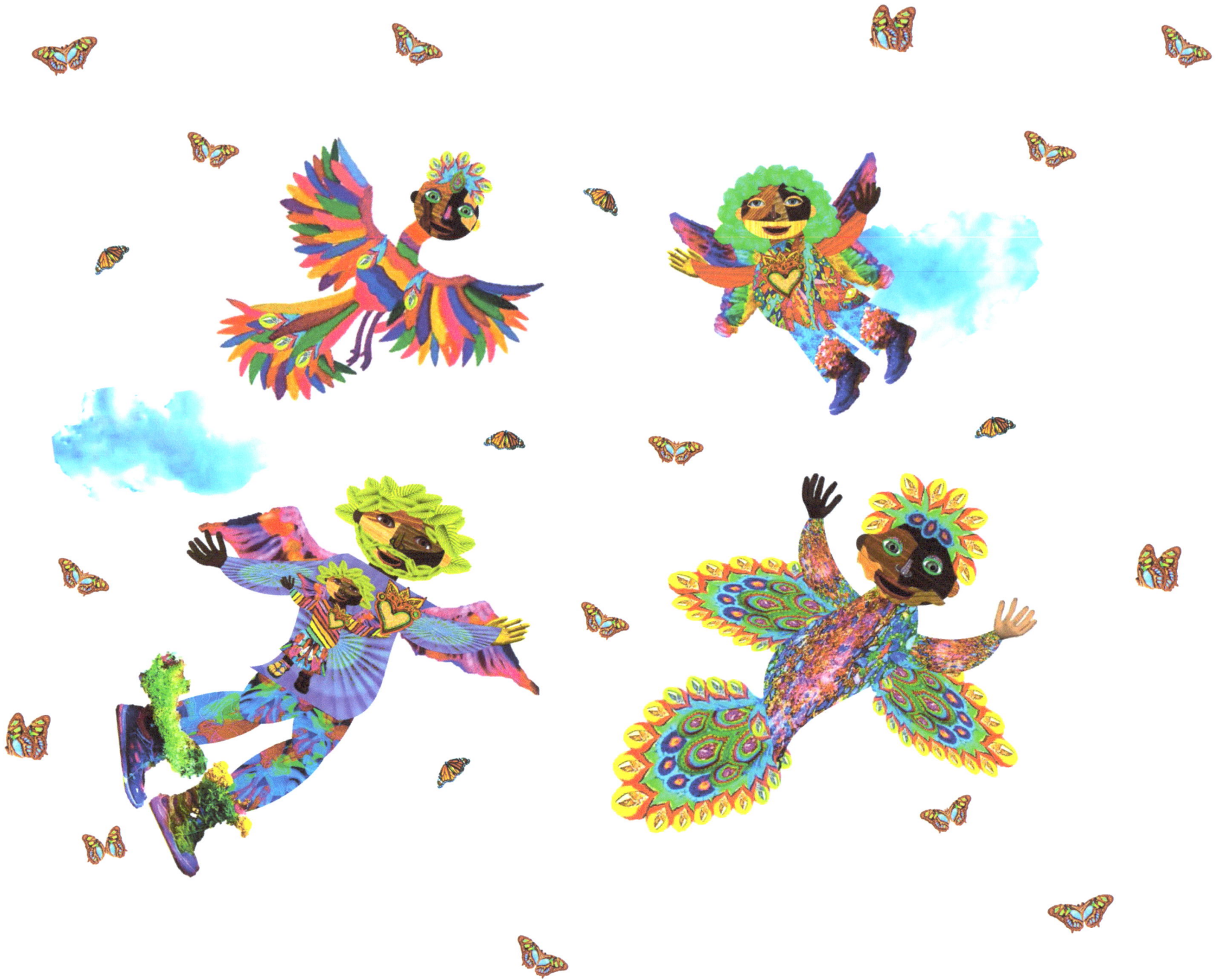

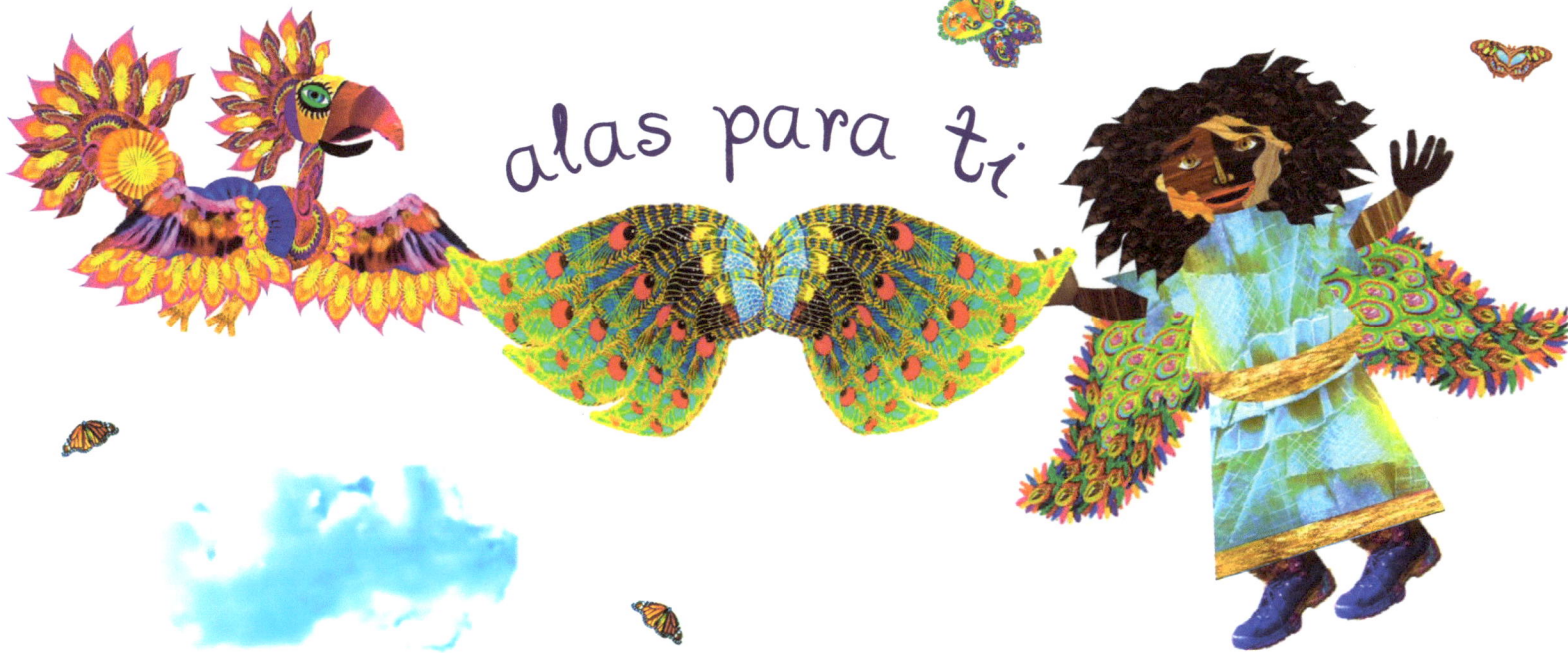

alas para ti

puede ser una revolución...

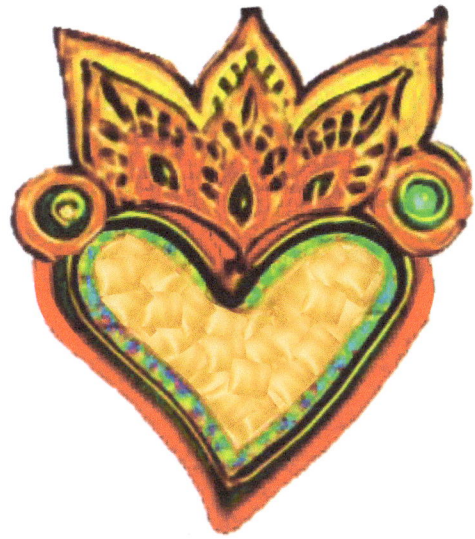

www.ingramcontent.com/pod-product-compliance
Lightning Source LLC
Chambersburg PA
CBHW041550030426

42335CB00004B/178